Ester Muñoz Sellés

Teràpies complementàries i alternatives en l'atenció al part

Ester Muñoz Sellés

Teràpies complementàries i alternatives en l'atenció al part

Implantació i ús en els hospitals acreditats per a l'atenció natural al part normal i formació de les llevadores

PUBLICIA

Impressum / Aviso legal
Bibliografische Information der Deutschen Nationalbibliothek: Die Deutsche Nationalbibliothek verzeichnet diese Publikation in der Deutschen Nationalbibliografie; detaillierte bibliografische Daten sind im Internet über http://dnb.d-nb.de abrufbar.

Información bibliográfica de la Deutsche Nationalbibliothek: La Deutsche Nationalbibliothek clasifica esta publicación en la Deutsche Nationalbibliografie; los datos bibliográficos detallados están disponibles en internet en http://dnb.d-nb.de.

Coverbild / Imagen de portada: www.ingimage.com

Verlag / Editorial:
PUBLICIA
ist ein Imprint der / es una marca de
OmniScriptum GmbH & Co. KG
Bahnhofstraße 28, 66111 Saarbrücken, Deutschland / Alemania
Email / Correo Electrónico: info@omniscriptum.com

Herstellung: siehe letzte Seite /
Publicado en: consulte la última página
ISBN: 978-3-639-55939-2

Zugl. / Aprobado por: Barcelona, Universitat de Barcelona, Tesis Doctoral, 2013.

A Sebastiana Sabata, la meva rebesàvia llevadora...

Agraïments

Voldria expressar el meu profund i intens agraïment a totes les persones que m'han influït, acompanyat i ajudat durant aquest llarg procés d'aprenentatge:

Als meus pares i germana. Sense ells i les oportunitats que m'han donat durant aquesta vida... jo no seria qui sóc.

A Joan Carles Cases, que va ser el meu primer professor d'estadística durant els estudis universitaris de la Diplomatura, amb qui segueixo col·laborant després de vint anys. Ell va ser capaç d'obrir-me els ulls en tot aquest món.

A Manuel Amatriain gran persona i gran "mestre" en la meva formació dins les teràpies alternatives i complementàries.

A la Dra. Gloria Seguranyes, pel seu suport i ajuda durant l'especialitat de llevadora, ella em va motivar en els meus inicis d'aquesta llarga i inacabada etapa investigadora. Li agrairé sempre els ànims que m'ha donat en els moments que he dubtat de la meva confiança i vàlua, per saber-me animar i motivar, per saber-me escoltar i guiar quan més vulnerable m'he sentit durant aquests anys.

Al Dr. Antoni Vallès, la Dra. Pilar Delgado, la Dra. MºTeresa Lluch i Florencio Duran. Els agraeixo el seu infinit ajut, no només en termes estadístics i metodològics. La seva infinita confiança i paciència ha estat clau en molts moments .

A Marta i Mercè, Enric i Sixtina, Vivi i Nacho amics indiscutibles. Amb ells he pogut compartit molts bons moments d'aquests anys. Ells m'han animat en els moments complexos. Han sabut escoltar i estar presents en la meva evolució personal i professional. Als meus amics "moteros" i "vadeveus", que han aconseguit fer-me riure i gaudir de la vida durant els períodes de descans, els demano mil disculpes per haver d'acceptar moltes negatives durant aquests temps d'intensa dedicació a la tesis.

A Olga i Maria, indiscutiblement grans companyes de feina. Sense el seu suport no hagués pogut compaginar la realització d'aquesta Tesis amb la meva feina de coordinació i assistencial.

A totes les Directores d'Infermeria, Coordinadores i Supervisores de sales de parts dels Hospitals d'Assistència Natural al part normal. La seva col·laboració ha estat vital per a poder dur a terme les enquestes. A totes elles, i a totes les llevadores i dones que voluntàriament han participat en que aquest estudi hagi esdevingut una realitat. Els agraeixo molt especialment el seu temps, dedicació, rigor i seriositat amb que hi han participat.

A la Comissió d'Investigació de l'Escola Universitària d'Infermeria de la Universitat de Barcelona, per la seva resolució positiva i ajuda econòmica en aquest projecte (PREUI 12/06) .

I per últim i més important, a la Dra Josefina Goberna, la meva directora de Tesis. A la seva expertesa, al seu saber, als seus indiscutibles coneixements i a la seva gran i absoluta visió. A la seva excel·lent orientació, seguiment i confiança desenvolupada en mi i el meu projecte. Ella m'ha donat suport ensenyant-me el poder de la paraula, la comunicació i el treball ben fet. Al seu més profund i sincer acompanyament i disponibilitat durant aquests anys.

A tots i totes, eternament gràcies.

ÍNDEX

Presentació 13

Resum 15

1. INTRODUCCIÓ: LES TERAPIES COMPLEMENTARIES I ALTERNATIVES 17

1.1 BREU INTRODUCCIÓ HISTÒRICA 19

1.2 CONCEPTES: 23

1.2.1 Definicions 23

1.2.2 Regulació de les teràpies complementàries i alternatives 26

1.3 CLASSIFICACIÓ DE LES TERAPIES COMPLEMENTARIES I ALTERNATIVES: 34

1.3.1 Definicions de les teràpies complementàries i alternatives, segons diferents organitzacions 36

1.4 L'ÚS I ACCEPTACIÓ DE LES TCA PER PART DE LA POBLACIÓ 38

1.5 ELS PROFESSIONALS D'INFERMERIA I LES TERAPIES COMPLEMENTARIES I ALTERNATIVES: 39

1.5.1 Reflexions ètiques 39

1.5.2 Les TCA en els plans formatius 41

1.5.3 Les TCA i la professió infermeria 42

1.5.4 Regulació col·legial de la pràctica infermera en teràpies complementàries i alternatives: 43

1.5.5 Les competències professionals de les llevadores 46

1.6 LES TERAPIES COMPLEMENTÀRIES I ALTERNATIVES EN L'ÀMBIT OBSTÈTRIC: 48

1.6.1 Evolució del part a una assistència menys medicalitzada 48

1.6.2 La llevadora en l'acompanyament al part 50

2. JUSTIFICACIÓ DEL PROBLEMA 61

3. HIPOTESI I OBJECTIUS 65

4. METODOLOGIA: 69

4.1 DISSENY DE L'ESTUDI 71

4.2 ÀMBIT D'ESTUDI 71

4.3 SUBJECTES D'ESTUDI 73

4.4 VARIABLES I DIMENSIONS: 74
4.4.1 Variables d'estudi referents a la metodologia quantitativa 74
4.4.2 Dimensions de l'estudi referents a la metodologia qualitativa 75

4.5 INSTRUMENTS DE MESURA: 76
4.5.1 Referent a la recollida de la informació de les llevadores 76
4.5.2 Referent a la recollida de la informació de les dones 81
4.5.3 Instrument de mesura referent als recursos hospitalaris 82

4.6 RECOL·LIDA DE DADES: 83
4.6.1 Referent a les llevadores 83
4.6.2 Referent a les dones 83
4.6.3 Autoritzacions i permisos 85

4.7 ANÀLISI DE DADES: 85
4.7.1 Anàlisi referent a les dades quantitatives 85
4.7.2 Anàlisi referent a les dades qualitatives 86

5. RESULTATS: 87

5.1 RESULTATS REFERENTS A LA METODOLOGIA QUANTITATIVA: 89
5.1.1 Anàlisi descriptiu 89
5.1.2 Anàlisi bivariant 107

5.2 RESULTATS REFERENTS A LA METODOLOGIA QUALITATIVA: 111
5.2.1 L'experiència del part 116
5.2.2 Les teràpies complementàries i alternatives 120
5.2.3 Les demandes als professionals 123
5.2.4 Els recursos dels hospitals 124

6. DISCUSSIÓ 127

7. CONCLUSIONS 139

8. CONSIDERACIONS FINALS 143

9. BIBLIOGRAFIA 147

10. FINANÇAMENT I DIFUSIÓ DE LA INVESTIGACIÓ 159

11. ANNEXES 163
11.1 Annex 1: Qüestionari 165
11.2 Annex 2: Autorització Comissió de Bioètica de la Universitat de Barcelona 169
11.3 Annex 3: CEIC Hospital Arnau i Vilanova de Lleida 170
11.4 Annex 4: Confidencialitat de dades, Hospital Consorci de Terrassa 171
11.5 Annex 5: Carta de sol·licitud de permisos als Hospitals 173
11.6 Annex 6: Consentiment informat per a les llevadores 174
11.7 Annex 7: Consentiment informat per a les dones 176
11.8 Annex 8: Anàlisi de cada una de les teràpies 178
11.9 Annex 9: Publicacions 214

12.APÈNDIX 227

Presentació

Tot va començar amb un curs de reflexologia podal l'any 1998 quan ja era infermera. Sincerament i senzillament només va ser per curiositat. Durant aquell curs, la professora va detectar en mi un "potencial energètic" que ni jo mateixa coneixia... Va ser ella la que va insistir en que descobrís altres punts de vista sobre les maneres de potenciar i ajudar a la gent a mantenir la salut.

Com a dona mentalment inquieta, vaig fer-li cas i vaig començar a aprendre més sobre tot aquell món sorprenent que s'obria davant meu. Vaig iniciar-me en el Reiki, ara ja fa més de catorze anys. Aquesta teràpia em va ser molt i molt útil en moments de dificultats i canvis importants a la meva vida.

Durant la formació de l'especialitat de llevadora, vaig deixar-ho tot de banda, sobretot per no disposar de temps suficient per seguir-me endinsant en aquesta àrea. Però les causalitats de la vida, van fer que després m'impliqués més i més profundament en moltes altres teràpies.

Per a mi, són altres maneres de donar suport, d'ajudar al propi cos a millorar i recuperar-se... Amb els anys, les experiències, la dedicació, l'autoconeixement, l'assistència a les teràpies, la formació.... m'han captivat i hem motivat la idea, la importància i la rellevància d'entrellaçar aquest dos mons. Navegar entre dues aigües, dues alternatives, no és una situació gaire còmode. Per un costat, explicar als meus companys de feina que hi ha una altra manera diferent de fer les coses, que dins el sistema sanitari ens pot ser molt útil, si som capaços d'estudiar-ne l'evidència i aplicar-les amb criteris de seguretat i eficàcia. Per altra banda, explicar als terapeutes que els professionals que treballem en la salut, no treballem sense esperit i només amb protocols establerts... Tots fem les coses el millor que sabem i la nostra intenció és ajudar als altres per damunt de totes les coses...

Per aquests motius i per la meva inquietud mental i ganes continues d'aprendre i fer una immersió més profunda en el món de la investigació. Així doncs, m'he aventurat en el món del Doctorat...

Resum

L'augment de la demanda de teràpies complementàries i alternatives (TCA) per part de la població és una realitat. Cada dia és més freqüent el seu ús en l'àmbit de la obstetrícia. És important que les llevadores que treballen en l'assistència al part estiguin formades per a poder aconsellar, acompanyar i aplicar a les dones durant el seu procés de maternitat, respectant les seves preses de decisions.

Objectius

Determinar el nivell de formació de les llevadores catalanes en referència al coneixement i ús de les teràpies complementaries i alternatives (TCA) aplicades durant l'atenció natural al part normal i descriure la percepció de les dones sobre l'aplicabilitat i ús de les TCA.

Metodologia

Àmbit d'estudi: els 28 hospitals Catalans acreditats per l'atenció al part normal l'any 201. Disseny: estudi observacional descriptiu amb ús de metodologia quantitativa i qualitativa. Subjectes: 455 llevadores i 12 dones (que van donar llum entre 2011-2013). Variables i dimensions: variables referents a la formació, experiència i percepció d'us de les TCA per part de les llevadores; les dones es van seleccionar d'acord a criteris teòrics assegurant la màxima variabilitat segons paritat, nivell d'estudis, àmbit de residència i tipus de part. Instruments de mesura: un qüestionari específic, previ pre-test cognitiu, amb un índex de concordances superior al 88% per a les variables referents a les llevadores; per a recollir la opinió de les dones es va utilitzar l'entrevista individual semiestructurada. Anàlisis de les variables: $X^{2,}$T-student i Correlació de Pearson mitjançant el programa SPSS Statístics v20; i l'anàlisis temàtic de contingut amb suport del programa Atlas Ti.

Resultats

El percentatge de llevadores formades, posterior a la formació bàsica de l'especialitat, és d'un 30,4% (72), amb una mitjana de formació en 5,97 teràpies (DE 3,56). Existeix una correlació negativa entre la formació en TCA i l'edat (r= - 0,284; p<0,001) i els anys treballats (r= - 0,136; p=0,036).

Les llevadores opinen que l'aplicació de les TCA és útil per alleujar el dolor de part en la utilització de tècniques de relaxació 64,3% (90), hidroteràpia 84,8 % (67) i en aplicació de compreses en el perineu 75,9 % (63). En referència a les dones, elles afirmen conèixer algunes TCA. Es constata la diferencia entre expectatives i experiències de part en el cas de les primípares. Les dones confien en el professionals per obtenir informació veraç i de qualitat. S'ha observat que l'aplicació de les TCA depèn de la formació dels professionals i que són ells mateixos qui les ofereixen durant el part; la percepció de les dones vers l'ús de les TCA varia individualment. Les dones constaten diferenciació en el nivell de coneixement i formació en TCA per part de les llevadores que els han donat assistència. També s'observa diferencia en quant als recursos disponibles en els hospitals per a la seva aplicació.

Conclusions

Queda evidenciada la poca formació en TCA per part de les llevadores, les dones confien en l'expertesa dels professionals, però detecten variabilitat en la formació en TCA a l'hora de donar assistència. Seria recomanable una unificació de criteris en relació als recursos i teràpies que han d'oferir els diferents centres i hospitals, per tal d'aprofundir en el coneixement de la seguretat i efectivitat d'aquestes teràpies cal motivar als professionals perquè investiguin més al respecte, i perquè es formin per tal que les utilitzin amb criteris de seguretat i eficàcia.

Paraules clau:
Teràpies complementàries i alternatives, part normal, formació llevadores.

1. INTRODUCCIÓ:
LES TERAPIES COMPLEMENTARIES I ALTERNATIVES

1.1 BREU INTRODUCCIÓ HISTÒRICA

Els models alternatius d'atenció a la salut consisteixen en una varietat de formes de veure els orígens, les causes i circumstàncies que es relacionen amb la salut i la malaltia que divergeixen a la medicina al·lopàtica. Aquests models de conceptualització de la salut visualitzen la persona en la seva totalitat, es basen en la relació entre el cos, la ment i l'esperit. Veuen la malaltia com un desequilibri entre aquests tres aspectes. [1]

Al llarg de la historia els models conceptuals i les imatges socials en que s'inclouen els conceptes de salut i malaltia han anat variant. Salut i malaltia, màgia i religió són conceptes que solen anar molt lligats. [2] Durant la prehistòria, el ser humà es trobava en contacte íntim amb la naturalesa, i mitjançant la observació de les costums d'altres animals, i la pròpia experiència en la ingestió accidental d'algunes espècies vegetals, van anar descobrint els efectes de les plantes. [3]

El model més antic conegut d'aproximació a la salut i la malaltia, és el Xamanisme. Els sanadors xamànics creien que totes les coses tenen un esperit, incloent les roques, els rius, el cel i la terra. D'acord amb aquest model, els esperits són responsables de la salut o la malaltia de tots els individus i les comunitats. [1] Els xamans eren els mediadors dels esperits i realitzaven sacrificis per a la curació de l'ànima. Practicaven rituals mitjançant plantes medicinals, animals i amulets. Coneixien la flora vegetal del lloc on vivien i a través de paraules màgiques realitzaven les seves curacions. [4]

Al llarg dels anys, es desenvolupà el concepte d'energia o de forces energètiques per a substituir la influència dels esperits en l'àmbit de la salut. L'Ayurveda a l'Índia i la Medicina Tradicional Xinesa a Àsia varen desenvolupar diverses teories i pràctiques per treballar amb els patrons complexos d'energies que es desplacen per l'univers i que repercuteixen en els éssers humans. [1] Les malalties tenien un concepte "màgic / religiós", solien presentar-se com a conseqüències dels càstigs dels déus. Els sanadors exploraven els pacients a través de l'auscultació i la palpació; recomanaven una sèrie d'indicacions dietètiques per afavorir la curació, així com diferents mesures higièniques, plantes, pomades o ungüents, exercici, ioga i pràctica dels massatges. [3] És a la Xina on es començà a parlar de meridians del cos i la seva punció mitjançant agulles metàl·liques amb la finalitat de restablir l'equilibri energètic de l'organisme, és a dir, foren els inicis de l'acupuntura i la moxibustió (aplicació de calor en els punts d'acupuntura). [5] Els hindús es basaven en el ioga, l'ús de l'aigua, la terra i el sol com a formes de curació. [6]

A l'antic Egipte, van aparèixer els primers sacerdots que eren capaços de realitzar curacions màgiques mitjançant plantes i substàncies d'origen mineral i animal; estaven molt especialitzats: hi havia metges que estudiaven i tractaven una única malaltia. [2]

A l'antiga Grècia, concebien el món com un conjunt d'energies. És amb ells amb qui s'inicià l'anomenada medicina científica, [7] tot i que moltes de les seves pràctiques curatives reflectien una visió integrada d'esperit i matèria. El filòsof Aristòtil (384-322 aC), creia que el funcionament del món natural podia ser conegut través de l'observació i l'experimentació, creia que la veritat espiritual podia ser coneguda a través de l'estudi del món material. Per Aristòtil, i especialment en el últim període de la seva obra, l'anima (o esperit) és l'acte del cos; ànima i cos, encara que diferents, constitueixen un sol i únic compost substancial. El seu mètode científic va provocar un trencament molt profund en el pensament occidental entre els constructes / termes d'esperit i matèria. [1] A partir del segle VI aC el concepte de malaltia deixà de ser màgic i passà a ser un saber conceptualitzat com natural, gràcies a les influències dels filòsofs presocràtics naturalistes, Sòcrates (469- 399 aC) i Plató (428-348 aC). Pitàgores (570-495 aC) introduí el concepte "d'ordenació del règim de vida" que permetia regular i purificar el microcosmos de l'home en el macrocosmos. [6]

Hipòcrates (460-377 aC) està considerat com el pare de la medicina occidental. Durant aquest període es considerava que a cada pacient se l'havia d'ajudar a curar el seu físic i la seva physis (segons Hipòcrates: la força vital) a través del dejú, l'exercici físic – gimnàs, jardins i repòs, els banys, massatges i manipulacions, les sangries i una alimentació sana. [3,6]

En l'època romana es va promoure la higiene pública i les canalitzacions d'aigua. Sèneca (4 aC-65- dC) es mostrà com a impulsor del vegetarianisme, la senzillesa natural, l'exercici físic i la modèstia. (6) Celsus (25 aC- 50 dC) entre d'altres figures, va generalitzar la hidroteràpia amb finalitats curatives. (6) Posteriorment sorgeix Galè (131-200 dC) el qual considerava la malaltia com a resultat de la influència de factors externs, i per tant, tractable de manera simptomàtica mitjançant fàrmacs. (6)

Dins el món àrab, fou Avicenna (980 dC-1037 dC) qui donà el poder curatiu a la pròpia força de l'home; segons ell, el metge només aportava mitjans per restablir aquesta força interna inherent a la persona. (3)

Durant l'època medieval es va produir una adaptació de l'home al cristianisme. La medicina es trobava a mans dels monjos que utilitzaven remeis farmacològics per a la curació. En aquests moments, el naturisme va sofrir un procés d'estancament i recessió. (6)

Durant el Renaixement, època caracteritzada per un desenvolupament de l'individu que feu possible un nou corrent de pensament "l'Humanisme"; foren redescoberts molts dels textos grecs, entre els quals n'hi havia molts de mèdics. El descobriment de la impremta convertí el llibre en l'instrument del miracle cultural del renaixement. Molts dels grans pensadors de l'època van acollir el mètode aristotèlic científic en la recerca de coneixement. (6) Aquest mètode d'investigació provocà una profunda oposició de la institució religiosa i política dominant de l'època, l'Església. L'home es convertí en centre de l'univers, en veritable actor i estudiós de la natura; per tant a més de les "Escriptures" metges i sanadors tenien l'obligació d'estudiar la natura com a segon llibre per trobar i descobrir la revelació divina. L'Església considerava la ciència com una amenaça per a les seves doctrines teològiques més elementals. (1) Fou en aquest període quan s'inicià la formació de metges en el si de les noves Facultats de Medicina que es crearen en les noves Universitats. Moltes de les dones sanadores que fins llavors havien practicat la medicina natural, basada en la curació amb plantes, i que s'havien anat transmetent els coneixements de generació en generació foren considerades com a bruixes per la Santa Inquisició, que va ordenar cremar-les a la foguera ja que utilitzaven remeis naturals durant les seves pràctiques. (8)

Alguns filòsofs i científics occidentals, però, van seguir investigant sobre els models de salut holístics que unificaven cos, ment i esperit. Franz Anton Mesmer (1734-1819) és el primer metge que inicià l'estudi sistemàtic vers un estat psicològic – fisiològic que posteriorment s'anomenarà hipnosis, tot i que els precedents del coneixement d'aquest estat, s'han de buscar a Egipte: els egipcis en feien referència quan parlaven dels Temples del Son. [8]

Durant la il·lustració apareixen dues visons diferenciades sobre la salut, per una banda els *vitalistes* (que creien que la força vital del propi individu és la que lluita contra les malalties), exemples de seguidors d'aquest corrent foren Samuel Hahnemann (1755-1843), impulsor de la homeopatia (que pretén combinar les bases de la química amb el concepte d'energia vital) i Edward Bach (1886-1936) metge anglès i estudiós de la homeopatia, fou el descobridor de la teràpia floral a través de les essències de flors. Per altra banda el model *sistemàtic* que incorporà les teories farmacològiques de Galè. És durant tot aquest període on paral·lelament es difongué la balneoteràpia en molts països amb recomanacions científiques. [1,6]

Durant els inicis del segle XIX es generalitzà la gimnàstica en ambients escolars i militars, fou a partir d'aquest moment quan es començà a practicar de manera més generalitzada el massatge terapèutic. A la segona meitat del segle ressorgiren de nou els conceptes hipocràtics, tornà a ser rellevant l'ús de la dieta, les plantes, el clima i la hidroteràpia. Si bé el tractament amb herbes medicinals era àmpliament conegut i usat, especialment per dones sanadores, fou als Estats Units on sorgí el terme de naturopatia, com a reacció al curanderisme que usava les teràpies naturals sense cap criteri mèdic. [6]

Als inicis del segle XX, l'any 1902, Lust fundà a Nova York la primera escola de medicina natural. Models espirituals i materials d'atenció a la salut van coexistir a Europa i els Estats Units durant molts anys. [1] Fou a partir de la Primera Guerra Mundial, quan s'establiren les bases actuals de diversos tipus de massatges terapèutics, sorgeixen les primeres bases de la teràpia manual, iniciades uns anys abans per Still (1828-1917) i posteriorment continuades per Sutherland

(1873-1954) qui inicià les seves investigacions sobre la teràpia cranial (inicis de l'osteopatia). [6]

En aquests moments es van descobrir jeroglífics a l'antic Egipte que mostraven figures d'homes fent-se massatge als peus, ja a inicis de segle (1913) Fitzgesald havia començat a investigar sobre la reflexologia podal i la teoria de la teràpia zonal. Sorgiren les primeres publicacions sobre tècniques de relaxació a través de Jacobson als voltants de l'any 1929. Posteriorment René-Maurice Gattefosé l'any 1935, utilitzà per primera vegada el terme d'aromateràpia , tot i que els olis essencials de les plantes s'havien utilitzat des de l'antiga Xina per a l'elaboració de cosmètics, perfums i banys. [1,6] A Espanya els iniciadors del moviment naturista van ser el Dr. Jaramillo i el Dr. Ruiz Ibarra. [6]

Fou el segle XX quan es produí una vertadera revolució biomèdica, especialment important en el camp dels descobriments farmacològics on hi podem destacar, entre altres, el descobriment de la penicil·lina.... Al llarg d'aquest segle XX s'institucionalitzà el model mèdic de salut al·lopàtic, desacreditant així, els mètodes holístics de curació. Ara bé, durant la dècada dels anys 60, la insatisfacció de la població amb el sistema al·lopàtic de curació van fer ressorgir, a nivell mundial, conceptes antics com els termes d'harmonia i equilibri, salut integral i benestar. Als anys 1970 - 1980 l'augment dels costos en l'atenció de la salut i l'aparició de molts problemes crònics, van fer ressorgir l'interès en els models alternatius de la salut. [1] A Berlín l'any 1980 es creà la primer càtedra de Medicina Naturista a nivell universitari. [6]

1.2 CONCEPTES

1.2.1 Definicions

La definició dels models alternatius d'atenció a la salut s'ha discutit molt al llarg dels últims anys, i tot i que hi ha moltes descripcions teòriques, no existeix una definició operacional amplia que sigui estandarditzada. [9]

Segons l'Organització Mundial de la Salut (OMS), la medicina tradicional inclou diversitat de pràctiques sanitàries, coneixements i creences, incloent medicines basades en les plantes, animals i/o minerals, teràpies espirituals, tècniques manuals i exercicis aplicats individualment o combinats per mantenir el benestar, tractar, diagnosticar o prevenir malalties. Quan diferents poblacions adopten pràctiques de medicina tradicional que, tradicionalment, no són usades per l'atenció a la salut i la malaltia en la seva cultura originària, llavors parlem de: medicina alternativa o complementaria. [10]

Definir la medicina complementària i alternativa es un gran repte degut al seu ampli domini i al constant canvi a que es troba sotmesa. [11] La medicina complementaria i alternativa inclou un grup molt extens de sistemes, pràctiques terapèutiques i productes que no estan tradicionalment associats amb els professionals de la medicina convencional o al·lopàtica, amb independència de la seva eficàcia. [9,11-14]

La *Cochrane Collaboration* és una organització que vetlla per a donar una atenció sanitària de qualitat basada en la millor evidència científica disponible. Segons la definició de la *Cochrane Collaboration*, la medicina complementària i alternativa engloba tots els sistemes de salut, modalitats i pràctiques que no són intrínsecs al sistema de salut políticament dominant d'una societat o cultura en particular, en un determinat període històric. [9]

Segons el *National Center for Complementary and Alternative Medicine* (NCCAM) dels Estats Units: una teràpia és complementaria quant s'utilitza juntament amb la medicina occidental pel tractament d'un usuari i s'anomena alternativa quan s'utilitza en el seu lloc. [10,11,13,15-17] El terme "teràpia" fa referència a un conjunt de mitjans que tenen la finalitat de curar o alleujar símptomes. [11]

Darrerament s'utilitza el terme de medicina integrativa com a aquella que combina tractaments de la medicina convencional i alternativa i que compleix amb els requisits d'evidència científica, seguretat i efectivitat. [11,15,18,19] El terme "Integració" fa referència a la idea de com diferents professionals de la salut utilitzen coneixements de les TCA en els serveis que ofereixen. [18]

Posa el seu focus d'atenció en una medicina de salut curativa, i es centra més en la relació usuari - professional. Pretén millorar l'atenció convencional amb àrees més específiques d'atenció que utilitzen les TCA, com pot ser l'estil de vida i el benestar emocional, tenint sempre en compte la globalitat de la persona. (18)

L'Estat Espanyol, va aprovar realitzar un "proposició No de llei", l'any 2007, per a la regulació de les teràpies naturals. Es va crear un grup de treball mixt constituït per membres del *Ministerio de Sanidad y Consumo* i les *Comunitats Autònomes*. En el document, que es va publicar l'any 2011, s'utilitza el terme de teràpies naturals:

"Para denominar un conjunto de técnicas que también son conocidas como medicinas/terapias alternativas, medicinas/terapias complementarias, medicinas/terapias no convencionales, medicina tradicional, etc. No obstante, usar esta terminología puede inducir a pensar que estas terapias utilizan medios más naturales que la medicina convencional, cuando necesariamente esto no es así".

Defineixen la persona "com un tot en continua interacció i canvi amb l'entorn", fan referència al terme de "teràpia natural" com aquella que integra aspectes físics, espirituals, mentals, emocionals, genètics, mediambientals i socials. Inclouen molta variant de tècniques i molt heterogènies entre si. (10)

En l'àmbit Català, el Col·legi Oficial d'Infermeres i Infermers de Barcelona (COIB) defineix les teràpies complementaries i alternatives (TCA) com a:

"Les activitats terapèutiques, intervencions no agressives, que preferentment utilitzen medis i mitjans naturals com l'aire, l'aigua, la terra, les plantes, l'exercici, la dieta... També s'hi fan servir les mans, la ment i la pròpia presència del terapeuta".

El COIB especifica que les TCA són un conjunt d'instruments que la infermera utilitza en exercici de la seva professió per al manteniment, promoció o conservació de la salut (20).

Totes aquestes definicions reconeixen implícitament que a mesura que les pràctiques de les medicines alternatives es vagin demostrant segures i efectives podran ser incorporades a la pràctica mèdica convencional. (11,21)

Degut a les nombroses definicions existents en tota aquesta àrea: medicines / teràpies / tècniques, complementàries / alternatives / naturals, s'ha considerat oportú utilitzar al llarg d'aquesta tesis, un únic terme per evitar possibles confusions. Des d'aquest moment es farà referència al terme de teràpies complementàries i alternatives **(TCA)** com a mot genèric.

1.2.2. Regulació de les teràpies complementàries i alternatives

L'augment de la informació relativa a les TCA i la seva major accessibilitat per part de la població estan posant de manifest la implicació per part de les autoritats sanitàries vers la regulació en els diferents països. Cada vegada es fa més evident que les declaracions, recomanacions i polítiques relacionades amb la regulació i acreditació de les TCA impliquen a governs, col·legis professionals, centres, organitzacions, associacions i publicacions relacionades amb els professionals sanitaris, i s'orienten cap a la seva regulació i la seva integració en la pràctica professional [20]. En aquest sentit, l'Organització Mundial de la Salut (OMS) ha treballat per una estratègia sobre la medicina tradicional 2003-2005, en la que pretén formular polítiques per integrar les TCA en els sistemes de salut nacionals; fomentar la seguretat, eficàcia i qualitat de les TCA; garantir la seva disponibilitat i assequibilitat i promoure'n un ús racional. [10]

Segons la (OMS) ens trobem davant 3 situacions totalment diferents que fan referència a la integració de les TCA en els diferents sistemes sanitaris: [10]

- Sistemes integrats (on les TCA són oficialment reconegudes, disponibles en el sistema públic, i privat de salut, i totalment finançades). Per exemple: Xina, Corea, Vietnam.

- Sistemes inclusius (on les TCA es troben reconegudes però no estan totalment integrades a nivell de regulació o cobertures). Per exemple: Guinea Equatorial, Nigèria, Mali, Canadà o el Regne Unit.

- Sistemes tolerants (on algunes pràctiques de TCA es toleren per llei, tot i que el seu sistema sanitari nacional es troba basat en la medicina convencional). Per exemple: França.

La situació legal de les TCA a nivell mundial és, com hem vist, molt divergent. Les autoritats sanitàries, que són les responsables de la Salut Pública, han de regular aquestes pràctiques per tal de garantir que les seves intervencions siguin segures. (18)

En el Congrés impulsat per la OMS sobre Medicina Tradicional l'any 2008, es van treballar aspectes tant rellevants com: la participació del govern per impulsar noves polítiques des de la visió d'un sistema de salut integral; l'establiment per part dels governs de sistemes per acreditar als professionals; i la millora en la comunicació entre metges i practicants de la medicina tradicional, establint programes formatius adequats pels professionals de la salut. (10) En el següent apartat, descrivim breument la situació de les TCA en diversos països D'Europa, Nord-Amèrica i Espanya:

Regulació a Nord-Amèrica

Als Estats Units

Les TCA més sol·licitades i usades als Estats Units (EUA) són la utilització de productes naturals, gimnàs respiratori i meditació. Les teràpies naturals les practiquen professionals amb autorització: quiropràctics, acupuntors, massatgistes i naturòpates. La formació es realitza en les facultats de medicina i en el si de cursos universitaris. Aquestes teràpies només poden ser aplicades per metges autoritzats, la resta es considera intrusisme i està per tant conceptualitzat com a delicte. La regulació es realitza en diferents àrees: les llicències, l'abast de la pràctica, la mala praxis, la disciplina professional, el reemborsament i l'accés. Les assegurances privades reemborsen habitualment la quiropràxia, a través de copagament amb limitació del nombre de visites. (10)

A Canadà

Les TCA més sol·licitades i usades a Canada són la quiropràxia i les tècniques de relaxació i massatge. Les teràpies naturals les practiquen metges i altres professionals amb regulacions provincials. La formació es realitza en instituts privats i universitats, instituts de medicina Xinesa i acupuntura, i també són habituals les xerrades en les facultats de medicina.

Les teràpies naturals les poden practicar metges. Es troben regulats diferents productes sanitaris naturals subjectes a les lleis de regulació d'aliments i medicaments. Existeixen plans d'assegurances provincials i privats que reemborsen tractaments quiropràctics i alguns d'acupuntura (estudiats cas per cas) sempre i quan hagin estat prescrits per proveïdors mèdics qualificats. [(10)].

Regulació a nivell europeu

El Parlament d'Europa (1996) va demanar a la Comissió de la Unió Europea que s'estudiés la situació de la TCA en cadascun dels seus estats. La finalitat era trobar una possible regulació perquè els professionals poguessin circular lliurement entre els diversos països. [(18)] Va ser impossible arribar a acords entre els diferents estats membres degut a la diversitat de legislacions existents entre ells. [(10)] Durant 2010 es va iniciar el projecte CAMBRELLA com una xarxa d'investigació paneuropea sobre les teràpies naturals. Finalitzà el 2012 i es publicaren els resultats a l'abril del 2013. L'objectiu del projecte fou estudiar la situació legal i reguladora de les medecines complementaries i alternatives a 27 estats membres de la Unió Europea i 12 estats associats. Com a objectius fonamentals pretenen desenvolupar una terminologia consensuada i àmpliament acceptada a Europa per descriure les intervencions en mètodes alternatius, crear una base de coneixements per facilitar la comprensió de la demanda dels usuaris i la prevalença d'us, i confirmar l'estat legal actual i les polítiques que regeixen aquestes prestacions dins la unió europea. Dinou dels països europeus analitzats, tenen una legislació general sobre les medecines complementaries i alternatives, onze tenen lleis específiques al respecte, i sis han inclòs seccions d'aquestes medecines dins les seves lleis de salut. Existeix una evident diversitat normatives entre els països que influeix directament als pacients, professionals i investigadors. Les conseqüències d'aquestes diferències afecten a la qualitat i seguretat d'assistència sanitària dels ciutadans europeus. L'Informe proposa dues solucions per aconseguir un major grau d'harmonització en aquest àmbit: la legislació i regulació europea (tot i que no es preveu en un futur proper, ja que la Unió Europea defensa les decisions individuals de cada país) o una harmonització voluntària com seria per exemple el cas del reconeixement mutu dels fisioterapeutes a tot Europa.

Les dotze modalitats de tractament estudiades varien considerablement entre els diferents països, com es pot observar en el mapa següent publicat per Wiesener S, Falkenberg T, Hegyi G et all. en els resultats del mateix projecte CAMBRELLA: l'acupuntura es regula en 26 països, la medicina antroposòfica a 7 països, l'ayurveda en 5 països, la quiropràxia a 26 països, el tractament amb herbes medicinals / fitoteràpia en 10 països, l'homeopatia en 24 països, els massatges a 20 països, la naturopatia en 8 països, la teràpia neural en 3 països, l'osteopatia en 15 països, i la medicina tradicional xinesa en 10 països. [22]

Mapa 1: La legislació europea sobre les TCA.

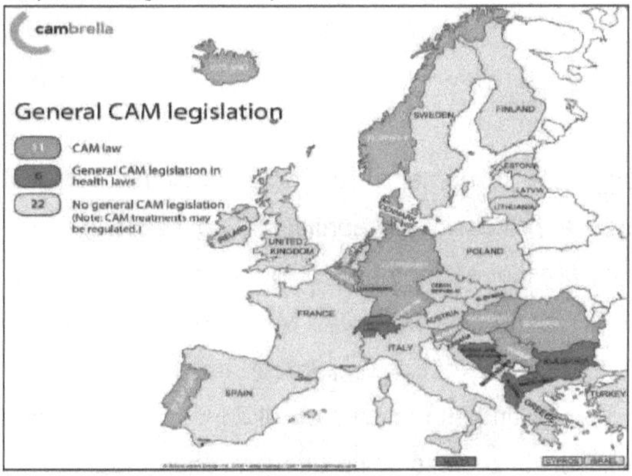

Wiesener S, Falkenberg T, Hegyi G, Hök J, Roberti P, Fonnebo V. Cambrella. Legal status and regulation of CAM in Europe. The roadmap for European CAM Research; 2013. Disponible a: http://www.cambrella.eu/home.php.

Seguidament es descriu la situació de les TCA d'alguns d'aquests països Europeus:

A Alemanya

Les TCA més sol·licitades a Alemanya són la homeopatia i l'acupuntura. Les teràpies naturals les practiquen metges convencionals, metges especialitzats en teràpies naturals i Heilpraktikers (persona europea de més de 25 anys, amb estudis primaris, bona reputació professional que ha de superar un examen estatal). La formació específica es realitza en les facultats de medicina (com a formació bàsica), especialització post – graduada i formació per a Heilpraktikers. Es troba regulada la medicina herbal, la homeopatia i la medicina antroposòfica dins l'àmbit farmacèutic. Les assegurances públiques i privades reemborsen productes homeopàtics, fitoteràpics i antroposòfics segons determinats criteris i utilitat. (10)

A Bèlgica

Les TCA més sol·licitades a Bèlgica són la homeopatia, l'acupuntura i la osteopatia. Les teràpies naturals les practiquen metges i altres professionals amb autorització governamental que han d'estar registrats. Es requereix una autorització i diagnòstic mèdic per utilitzar les teràpies naturals. Legalment es troben regulades la homeopatia, la quiropràxia, la osteopatia i l'acupuntura des de 1999. La seguretat social reemborsa parcialment la homeopatia i altres tractaments prescrits per un metge. (10)

A França

Les TCA més sol·licitades a França són la homeopatia, l'acupuntura i la teràpia herbal. Existeix formació destinada a professionals sanitaris i no sanitaris. Les teràpies naturals majoritàriament les practiquen metges. La formació es realitza en universitats. Existeix la titulació de Diplomat Universitari en Medicines Naturals per acupuntura i osteopatia, i fitoteràpia per a Farmàcia. Legalment, aquestes teràpies només podrien ser aplicades per metges titulats i inscrits en el consell nacional de metges. Ara bé, hi ha certa tolerància als professionals que practiquen les TCA i que no tenen titulació mèdica. Es troben regulats els medicaments homeopàtics. La seguretat social reemborsa les prescripcions homeopàtiques, de quiropràxia, fitoteràpia, cinesiteràpia i certs tractaments d'acupuntura realitzat per metges. (10)

A Itàlia

Les TCA més sol·licitades a Itàlia són la homeopatia, l'acupuntura i la teràpia herbal. Les teràpies naturals les practiquen metges registrats i quiropràctics. Les teràpies naturals no es troben reconegudes com a especialitats. La formació es realitza a través de programes de post – grau en la universitat. I també mitjançant formació en la societat d'acupunturistes. Aquestes teràpies només les practiquen els metges registrats, la resta de practicants poden ser processats. Es troben regulats el registre i comercialització de medicaments homeopàtics i antroposòfics des de 1995. Les assegurances públiques i privades reemborsen diferents teràpies segons cada regió, que en principi han d'estar prestades per metges (excepte la manipulació articular): acupuntura, hipnosi, làser teràpia antiàlgica, mesoteràpia, drenatge limfàtic, biofeedback i manipulació vertebral. [10]

Al Regne Unit

Les TCA més sol·licitades al Regne Unit són la teràpia herbal, la osteopatia i la homeopatia. Les teràpies naturals les practiquen metges homeòpates de la facultat d'homeopatia (no reconeguda per la universitat oficial). També metges osteòpates i quiropràctics regulats per llei, així com professionals no sanitaris. La formació es realitza en 4 escoles de quiropràxia i diversos cursos en les associacions professionals. No existeix una regulació oficial. El sistema públic de salut no reemborsa cap activitat excepte en els hospitals públics que es dediquen a les teràpies naturals. Les assegurances privades reemborsen homeopatia, osteopatia, teràpia herbal, acupuntura i naturopatia, sempre que estiguin facilitades per metges. [10] En el 2000, l'informe del *House of Lords Select Committee on Science and Technology* del Regne Unit, recomanà que es donés una àmplia i veraç informació a la població i es potenciés la investigació per poder determinar la seguretat i eficàcia de les TCA. Plantejà la necessitat d'un marc regulador que asseguri la formació dels professionals i el control de la seva pràctica. L'informe de la *White House Commission on Complementary and Alternative Medicine Policy*, de març de 2002, recomanà la necessitat d'investigació en les TCA, la seva integració en l'atenció sanitària i la formació adequada dels professionals de la salut que les utilitzin. [18]

A Suècia

Les TCA més sol·licitades a Suècia són la quiropràxia, la homeopatia i l'acupuntura. Les teràpies naturals les practiquen quiropràctics reconeguts des del 1989, tot i que el programa de formació no acompleix els estàndards de professió sanitària. La formació es realitza en la universitat, algunes institucions privades ofereixen formació en homeopatia. Aquestes teràpies les practiquen metges registrats i professionals no registrats. No existeix cap regulació oficial. Només es reemborsen parcialment els tractaments d'acupuntura realitzats per metges. [10]

La situació a Espanya

A l'Estat Espanyol, l'any 2008, es va publicar un estudi realitzat, pel *Observatorio de Terapias Naturales,* a una mostra de 2000 individus. Els resultats demostren que: un 95,4% dels individus coneix alguna teràpia natural i un 23% n'ha utilitzat com a mínim una. Segons aquest estudi, el Ioga és la teràpia més utilitzada en un 32% dels usuaris, la resta de teràpies obté el següent percentatge d'ús per part de la població: l'acupuntura / Medicina tradicional Xinesa (31%), el quiromassatge (28%), la homeopatia (23%), la reflexologia podal (16%), el Tai-chi (13%), la teràpia floral (12%), el drenatge limfàtic (9%), la naturopatia, el Reiki i la osteopatia (8%), el shiatsu (3%) i la cinesiteràpia (2%). Cal dir que, segons zones geogràfiques i àrees metropolitanes aquests percentatges canvien. També van estudiar el perfil dels consumidors d'aquestes teràpies: majoritàriament són dones que viuen en àrees metropolitanes, amb una mitjana d'edat entre 36 i 45 anys, i de classe mitjana o alta. (10)

A Espanya no hi ha cap marc normatiu vers l'ús de les TCA, són alegals. Només existeix regulació sobre els medicaments homeopàtics i sobre el registre i comercialització de medicaments tradicionals fets a base de plantes: *Ley* 29/2006, de 26 de juliol, el *Real Decreto* 1345/2007, de 11 d'octubre, la *Ordren* SCO/190/2004, de 28 de gener i el *Real Decreto* 1591/2009, de 16 d'octubre. (10)

El *Real Decreto* 1277/2003, de 10 d'octubre i *la Ordren* SCO/3866/2007, de 18 de desembre, fan referència a l'autorització, el funcionament i la modificació estructural dels centres en el seu àmbit territorial . Segons aquest decret hi ha diferents unitats assistencials que poden estar integrades en els centres sanitaris o no sanitaris:

"Entre las diferentes unidades asistenciales que pueden estar integradas en los centros sanitarios o no sanitarios, cabe destacar la U.101, denominada Terapias no convencionales y que es definida: U.101. Terapias no convencionales: Unidad asistencial en la que un médico es responsable de realizar tratamientos de las enfermedades por medio de ***medicina naturista*** *o con* ***medicamentos homeopáticos*** *o mediante* ***técnicas de estimulación periférica*** *con agujas u otros que demuestren su eficacia y su seguridad".*

Aquest, és l'únic incís en la legislació que es refereix a les teràpies naturals. (10)

L'objectiu de La *Comisión de Sanidad y Consumo* del *Congreso de los Diputados, quan varen plantejar* la "La Proposició No de Llei", (document creat per un grup de treball mixt constituït per membres del *Ministerio de Sanidad y Consumo* i les *Comunitats Autònomes*), era propiciar una reflexió conjunta i elaborar un informe, a efectes d'una futura regulació de les teràpies naturals al nostre país. (10) En l'Informe constava un total de 18 unitats assistencials en centres públics, repartits en 13 comunitats autònomes, en els quals regularment s'aplicava l'acupuntura, homeopatia i el Reiki. (10) A Catalunya, una d'elles, va ser la Unitat de teràpies naturals de l'Hospital de Mataró (comarca del Maresme, Barcelona). Va oferir i proporcionar, fins l'any 2009, diverses tècniques complementaries de tractament als usuaris del sistema sanitari convencional: homeopatia, osteopatia, acupuntura i reflexoteràpia. (16) Actualment el projecte està paralitzat.

En aquests moments no hi ha, a Espanya, cap regulació específica vers la formació professional, ni cap titulació per l'aplicació de les teràpies naturals. Existeixen múltiples universitats que imparteixen mestratges o cursos sobre TCA. Hi ha moltes organitzacions professionals i centres privats que dirigeixen aquesta formació a professionals sanitaris i no sanitaris. Aquest fet provoca que coexisteixen professionals sanitaris i no sanitaris que apliquen aquestes teràpies: metges titulats i col·legiats, diplomats en infermeria , altres titulats universitaris en ciències de la salut, persones que senzillament s'han format en escoles no oficials... En el si del col·lectiu de professionals d'infermeria el interès en la formació en TCA es constata en l'organització de diferents congressos, comissions de treball en els col·legis d'infermeria i tarifes estandarditzades establertes per l'aplicació de les teràpies. (10)

La situació a Catalunya

El Parlament de Catalunya, a partir de la Resolució 870/V, de març de 1999 creà un "comitè d'experts" per a l'estudi de la situació de les TCA (2001). Com a resultat d'aquest estudi, va sorgir la publicació en el Diari Oficial de la Generalitat de Catalunya, del Decret del Departament de Salut, 31/2007, de 30 de gener, pel qual es regulaven les condicions per a l'exercici de les "medicines no convencionals" o "teràpies naturals" i els requisits de l'aplicació d'aquestes teràpies en referència als professionals i als establiments. (18)

Aquest Decret va ser anul·lat per la *Sala Tercera del Contencioso - Administrativo del Tribunal Supremo* el 7 d' abril de 2011. [10]

1.3 CLASSIFICACIÓ DE LES TERÀPIES COMPLEMENTÀRIES I ALTERNATIVES

Tal i com hem pogut constatar no hi ha un consens en les definicions sobre les TCA, tampoc vers la seva regulació i legislació en els diferents països. En aquest apartat es citen diferents classificacions de les teràpies segons els organismes més experts en el tema.

El Col·legi Oficial d'Infermeria de Barcelona (COIB) en el document elaborat sobre les bases d'obtenció del diploma d'acreditació i capacitació (DAC) per a l'acreditació dels professionals infermers en instruments complementaris de les cures infermeres, nombra cinc classificacions o agrupacions sobre les TCA: [20]

1 . Intervenció ment - cos: (relaxació, meditació, hipnosis i representació d'imatges, ioga,Tai chi, etc.)

2 . Teràpies bioelectromagnètiques: camps electromagnètics, corrents elèctrics per a curar fractures no soldades, electro - acupuntura, etc..

3 . Sistemes alternatius de la pràctica mèdica: medicina xinesa, acupuntura; homeopatia, etc

4 . Curació per les mans: reflexologia, quiropràctica, acupressió, massatge, imposició de mans, toc terapèutic, etc.

5 . Tractaments amb substàncies i elements biològics

6 . Curació amb plantes i herbes: fitoteràpia, combinacions de determinades herbes, etc.

7 . Curació per dieta i nutrició: combinació de dietes...

El Diari Oficial de la Generalitat de Catalunya Núm. 4812 – 1.2.2007, el Departament de Salut les classifica en: [20]

- *Criteri naturista*: aquelles teràpies que apliquen i utilitzen estímuls i agents naturals i que actuen en el mateix sentit que ho faria la naturalesa de la persona... per potenciar la seva capacitat regeneradora i curativa. Inclouen la neuropatia i la neuropatia amb criteri homeopàtic.

- *Acupuntura i teràpia tradicional xinesa:* apliquen un model terapèutic, a partir d'un diagnòstic diferencial segons els paràmetres de la medicina oriental.

- *Teràpies manuals i tècniques manuals:* aquelles teràpies que fan servir les mans per a ajudar a restaurar la salut de les persones i millorar el seu nivell de benestar. Inclouen la reflexologia, el drenatge limfàtic, el quiromassatge i les tècniques que ajuden a l'alliberament de l'estrès.

La *House of Lords Science and Technology Committee,* les classifica en tres grups: [20]

- 1r grup: les que es poden considerar disciplines: osteopatia i la quiropràctica, l'acupuntura, les herbes medicinals o fitoteràpia i l'homeopatia.
- 2n grup: inclou aquelles teràpies que poden ser considerades com un complement de la medicina: l'aromateràpia, tècnica d'Alexander, teràpies de treball corporal, massatge, teràpies per reduir l'estrès, reflexologia i altres.
- 3r grup: inclou aquelles que ofereixen informació diagnòstica i tractament amb una perspectiva filosòfica determinada i diferent a dels principis de la medicina convencional. Alhora ho divideixen en dos subgrups:

  Grup 3A) la Medicina Tradicional Xinesa i la medicina ayurvèdica.

  Grup 3B) altres que manquen de qualsevol base o prova fidedigna, com la teràpia del cristall,

1.3.1 Definicions de les teràpies complementàries i alternatives, segons diferents organitzacions

En relació a la varietat de definicions existents sobre les TCA, a continuació exposarem aquelles que usen les organitzacions de més prestigi i també les més properes al nostre àmbit professional.

La classificació més citada a nivell de cerca bibliogràfica és la que es proposa en el *National Center for Complementary and Alternative Medicine (NCCAM,* Centre Nacional per a Medicina Complementaria i Alternativa dels Estats Units consta de cinc apartats: [11]

- Productes naturals : utilitzen substàncies que es troben en la naturalesa de promoure la salut (herbes, vitamines, productes naturals (per exemple probiòtics))

- Les intervencions ment - cos: utilitza una varietat de tècniques per millorar la ment en les capacitats d'afectar la funció i els símptomes corporals (la meditació, ioga, acupuntura, exercicis de respiració, hipnoteràpia, la relaxació progressiva, qi gongitai chi)

- Les pràctiques de manipulació i basats en el cos: es basen en la manipulació i /o el moviment de les parts del cos (manipulació de la columna, massatges, quiropràctica)

- Altres pràctiques de medicina complementaria i alternativa: inclou una amplia varietat de mètodes orientals i occidentals basats en el moviment que s'utilitzen per promoure el benestar físic, mental, emocional i espiritual (mètode de Feldenkrais, tècnica d'Alexander, pilates, laintegración estructural de Rolfingi la integració psicofísica de Trager, teràpies electromagnètiques, qi gong, el Reikii el tacte terapèutic).

- Sistemes mèdics integrals o complerts: són sistemes complets amb teoria i pràctica fora del model al·lopàtic (homeopatia, naturopatia i medicina ayurvèdica).

El *Ministerio de Sanidad* descriu la classificació de les teràpies complementàries i alternatives: [10]

Sistemas integrales o completos: homeopatía, medicina naturista, naturopatía, medicina tradicional china, acupuntura, ayurveda.

Prácticas biológicas: fitoterapia, terapia nutricional, tratamientos con suplementos nutricionales y vitaminas.

Prácticas de manipulación y basadas en el cuerpo: osteopatía, quiropraxia, quiromasaje y drenaje linfático, reflexología, shiatsu y sotai, aromaterapia.

Técnicas de la mente y el cuerpo: yoga, meditación, curación mental, oración, kinesiología, hipnoterapia, sofronización, musicoterapia, arteterapia y otras.

Técnicas sobre la base de la energía (terapias del biocampo y terapias bioelectromagnéticas): qi-gong o chi-kung, reiki, terapia floral, terapia biomagnética o con campos magnéticos.

Segons el *COIB,* les definicions que utilitza són les següents: [20]

"- Sistemes mèdics alternatius: es consideren sistemes complets de teoria i pràctica, sistemes alternatius a la medicina convencional, i que s'han practicat principalment a Xina i a la Índia des de fa milers d'anys. Inclouen la medicina tradicional xinesa, la ayurvèdica, la neuropatia i la homeopatia.

- Les intervencions ment cos: inclou aquelles tècniques o intervencions que exalten la capacitat de la ment per afectar les funcions i símptomes corporals. Inclou les teràpies de suport, teràpia cognitiva i conductual, la meditació, la relaxació i visualització, teràpia de l'art, musicoteràpia, etc.

- Les teràpies amb base biològica: aquelles que utilitzen substàncies naturals, com herbes dietètiques, aliments i vitamines. (S'inclouen també les substàncies que no sempre han estat provades científicament, com el cartílag de tauró en el tractament del càncer...)

- Mètodes de manipulació del cos: aquells que posen èmfasi en la manipulació o en el moviment d'una o diverses parts del cos. Inclouen quiropràctica, osteopatia, massatges, reflexologia, entre d'altres.

- Teràpies de base energètica: aquelles que es basen en la manipulació dels Camps d'energia i inclouen alhora dues subcategories:

- teràpies del biocamp: les quals afecten al camp d'energia que envolta i penetra al cos humà. Com el Reiki, el tacte terapèutic, etc.
- teràpies bioelectromagnètiques: les quals impliquen l'ús no convencional de camps electromagnètics, camps de corrent altern, etc."

Existeixen algunes diferències entre la classificació del COIB (que descriu en el document sobre les bases per a l'acreditació de la competència dels professionals infermers en teràpies naturals i complementaries (2009) i la classificació del *Ministerio de Sanidad, Política Social e Igualdad*, referent a les teràpies naturals (2011), tot i que totes dues es troben inspirades en la classificació de la *NCCAM* adaptada al nostre entorn social. Com s'ha pogut observar en les anteriors taules, els tres organismes classifiquen les teràpies en 5 apartats diferenciats, els continguts de cada un dels blocs divergeixen una mica, per exemple: la classificació dels productes naturals del NCCAM, esdevé les pràctiques de base biològica segons la classificació del *Ministerio* i el COIB; les altres practiques de medicina complementària i alternativa del *NCCAM* esdevenen les teràpies de base energètica segons la classificació del *Ministerio* i el COIB; la resta d'apartats es manté igual; tot i que per exemple, a nivell de teràpies, el qi-gong a la classificació del *NCCAM* es troba en el grup de les intervencions ment cos, i a la classificació del *Ministerio* en tècniques de base energètica.

1.4 L'ÚS I ACCEPTACIÓ DE LES TCA PER PART DE LA POBLACIÓ

En les últimes dècades, a l'Estat Espanyol, hi ha hagut canvis socials que han propugnat canvis polítics i legislatius, que han modificats tots els àmbits de la vida pública i conseqüentment també l'evolució de la societat i la seva relació amb la salut, com són: la Constitució i l'aprovació de la *Ley General de Sanidad 14/86.*

Actualment, la proliferació de la informació en tots els àmbits, fa que ens trobem davant una societat dinàmica, oberta, canviant, multicultural i ben informada, que valora la salut com a qualitat de vida. Entre els valors més destacats, entre la ciutadania, podem subratllar la individualitat, la llibertat i una participació activa vers la presa de decisions que afecten a la salut. (18) Aquesta societat busca una visió integral i holística de la seva salut i exigeix qualitat en l'atenció rebuda. (18,23-26) Aquests canvis associats a la gran difusió de les teràpies complementaries i alternatives, i la facilitat d'accés a elles, han millorat l'acceptació d'aquestes pràctiques a nivell públic provocant un augment en la seva demanda. (27-29)

La Organització Mundial de la Salut estima que el 80% de la població es tracta amb mètodes no convencionals de curació, i en els països industrialitzats, la meitat de la població utilitza habitualment mètodes complementaris d'atenció a la salut. (30) El percentatge de població que ha utilitzat les TCA com a mínim un cop és del 80% en alguns països d'Àfrica, 70% a Canadà, 49% a França, 46% a Austràlia, 42% als EEUU, 40% a Xina, 31% a Bèlgica, 23% a Espanya i un 18% a Holanda. (10,28)

A Espanya, l'any 2002, el nombre de consultes realitzades per personal no sanitari oscil·lava al voltant de les 300.000 visites diàries, fet que suposa uns 70 milions de visites anuals. (31) L' any 2008 es va publicar un estudi realitzat per e*l Observatorio de Terapias Naturales del Ministerio de Sanidad*: el 95% de la població espanyola coneix alguna teràpia natural.

En l'informe sobre l'anàlisi de la situació de les TCA del *Ministerio de Sanidad* de 2011 es van contar a l'Estat Espanyol més de 6000 centres actius. (10) A Catalunya, es varen quantificar uns 4.500 terapeutes que exerceixen alguna medicina complementaria i alternativa. (31)

Es podrien descriure diferents motiu pels quals els ciutadans utilitzen aquestes pràctiques no convencionals. Es podria destacar: [10,18,23-26,28]

- Un major accés de les persones a la informació sanitària.
- Una major tolerància dels sistemes sanitaris vers les TCA.
- Un augment de la sensibilitat i recomanacions per part dels professionals sanitaris.
- Una preferència de tractaments que s'adaptin a les creences i valors personals dels usuaris.
- Una major satisfacció dels usuaris davant la utilització de les TCA.
- La falta de fe en la medicina científica establerta.
- Les limitacions existents sobre la medicina al·lopàtica.
- La cerca de mitjans més innocus per tractar les malalties.
- La preocupació de la població sobre els efectes adversos dels fàrmacs.
- La impaciència dels usuaris per trobar formes de tractament més satisfactòries.

Amb aquestes dades, cal prendre en consideració allò que la medicina tradicional ofereix a la societat. [18] Cal dir que tot i l'augment de la demanda de TCA, existeixen certs obstacles que interfereixen en la seva aplicació per part dels professionals de la salut i que afecten a la satisfacció dels usuaris: el poc temps disponible dels professionals per a la realització de les tasques assistencials diàries, les preocupacions ètiques i legals sobre l'aplicació de les TCA, la falta de coneixements i habilitats professionals sobre aquestes teràpies, les dificultats organitzatives dels centres i les respectives polítiques empresarials. [32,33]

1.5 ELS PROFESSIONALS D'INFERMERIA I LES TERÀPIES COMPLEMENTÀRIES I ALTERNATIVES

1.5.1 Reflexions ètiques

La preocupació sobre els aspectes ètics en la pràctica clínica existeix des de fa molts anys. Els professionals de la salut implicats en el diagnòstic de les malalties, tractaments i cures en l'atenció de la salut, reflexionen i es qüestionen diàriament sobre la manera d'afrontar aquests reptes. Els avenços a nivell de noves tecnologies han provocat una gran transformació en l'assistència i la manera d'oferir les cures. Aquests canvis i la seva aplicació han conduit a noves reflexions i dilemes ètics. [34]

Si ens centrem en les teràpies complementàries i alternatives aquests conflictes s'inicien en les regulacions, normatives i legislacions disharmòniques entre els diferents països, que no permeten una igualtat d'oportunitats per accedir a aquest tipus de teràpies per part dels usuaris. [22]

Com ja s'ha mencionat anteriorment, a l'Estat Espanyol, les TCA es troben en una situació peculiar:

- Sense una adequada legislació, no hi pot haver cap plantejament sobre la seva inclusió en el sistema sanitari, aquest aspecte repercuteix sobre un possible ús equitatiu d'aquestes teràpies, fet que provoca una discriminació en l'accés dels usuaris a les TCA segons els seus recursos i oportunitats.

- El principi d'autonomia dels usuaris per a decidir amb quin model de salut desitgen ser atesos caldria ser respectat. Segons aquest principi, els usuaris són lliures d'escollir i decidir. Donat que la llibertat d'elecció va associada al poder econòmic; quan les teràpies no es financen des del Sistema Públic, llavors s'hauria de tenir en compte aquest principi tant des de les línies i estratègies governamentals, com dels professionals de la salut que tenen cura de la salut dels usuaris.

- Sense legislació a nivell formatiu dels professionals que han d'aconsellar i/o aplicar aquestes TCA, no es pot garantir una igualtat de coneixements i habilitats en l'ús professional. Aquest aspecte és fonamental, doncs la desregulació actual fa que hagin de ser ells, els que han de tenir en compte aquest aspecte, sobretot per evitar els danys col·laterals que es puguin produir pel seu ús i aplicació.

Aquests fets doncs, esdevenen un gran repte. En aquests moments les divergències sobre la legislació, la oferta formativa de les TCA en el nostre país i l'accés per part dels usuaris a professionals qualificats són una realitat.

1.5.2 Les TCA en els plans formatius

La *National Conference on Medical and Nursing Education and Training in Complementary Medicine* (Estats Units 1996), va recomanar la incorporació de la formació de les TCA dins de les Escoles de Formació per a professionals sanitaris. [(35)] El Canadà, Regne Unit i Austràlia tenen formació en TCA dins els plans d'estudis mèdics. [(36)]

Als EUA, des de l'any 2004, han inclòs aquest tipus de formació en els plans d'estudi d'infermeria, osteopatia i farmàcia. [(37)] Aquests programes no estan consensuats però s'evidencia la necessitat de relacionar la formació en TCA amb la medicina basada en l'evidència. [(38-44)]

Es va realitzar un estudi a Hong Kong (Holroyd l'any 2008), en el qual el 72% de les infermeres creien que les TCA s'havien d'integrar en el sistema de salut i un 94% va considerar que calia ampliar els coneixements de les infermeres en TCA [(45)]. Austràlia, Nova Zelanda, Japó, Canadà, Anglaterra, Alemanya i Suïssa disposen de plans formatius inclusos dins el currículum formatiu. [(45-49)]

Existeixen diferents motius per a justificar la importància de la formació en TCA dins dels plans convencionals d'estudi: [(35,45)]

- Augment creixent de la demanda d'aquestes teràpies.
- Necessitat de millorar la qualitat d'assistència.
- Oferir una atenció integral.
- Respondre a les demandes dels usuaris amb coneixement perquè puguin prendre decisions informades basades en criteris de seguretat i eficàcia.

A l'Estat Espanyol, degut a la no regulació específica vers la formació professional en TCA, existeixen un ventall de professionals de la salut amb coneixements diferents vers aquestes teràpies, fet que provoca una gran heterogeneïtat en el sistema. Hi ha terapeutes sense formació universitària que estan formats i treballen en algun tipus de TCA, però també hi ha professionals amb titulació universitària i coneixements sobre aquestes teràpies: hi ha metges titulats i col·legiats que realitzen tècniques diagnòstiques o terapèutiques que no es troben en els plans oficials d'estudi (per exemple metges que apliquen homeopatia o acupuntura); hi ha altres Llicenciats (farmacèutics, psicòlegs..) que també poden estar formats en TCA, així com els Diplomats en infermeria i /o fisioteràpia... [10]

1.5.3 Les TCA i la professió infermeria

Les infermeres es preocupa per donar resposta als canvis i necessitats de la situació de la societat. [23] Mitjançant la recerca constant, les infermeres busquen noves formes d'intervenció per donar una millor resposta a aquests canvis. [18,30,50,51]

Infermeria és una professió clau en el món sanitari, la seva participació activa és bàsica per fomentar la promoció de la salut i la prevenció de les malalties, per donar una atenció integral i holística, [45,50] per aquest motiu algunes infermeres motivades i formades, encara que de forma desigual, aconsellen les TCA per augmentar el benestar, millorar la qualitat de vida, activar els propis recursos de la persona per recuperar l'harmonia entre la seva salut i l'entorn. [18,20,46]

Aquestes inquietuds i interessos han motivat la cerca individualitzada d'aquests coneixements, les infermeres han aprofundit en alguna d'aquestes teràpies posteriorment a la seva formació bàsica i avui en dia, algunes són especialistes en algunes d'elles. [18,30,50,51]

La capacitació, formació i utilització en aquestes teràpies, produeix canvis importants en l'entorn de treball, augmentant les competències professionals i la cartera de serveis. [50,52,53] El seu aprenentatge ajuda a contextualitzar la ciència infermera. [54,55]

Des de fa temps algunes TCA (tacte terapèutic, la musicoteràpia, l'acupressió, la relaxació, la visualització i el massatge) estan incorporades en els diagnòstics infermers i en la classificació de les intervencions infermeres (NIC). És a dir, en la classificació d'aquelles actuacions autònomes que realitzen les infermeres per a obtenir uns resultats concrets en la resolució dels diagnòstics infermers. (20)

Alguns centres de formació infermera s'han plantejat introduir aquests coneixements en el currículum bàsic formatiu. Es considera rellevant per part del COIB que s'ofereixi, almenys, un apropament filosòfic sobre les TCA per tal que els alumnes puguin tenir alguna experiència en aquestes àrees. (18)

L'àmbit universitari

Les Escoles d'Infermeria de l'Estat, ensenyen les TCA de forma no sistematitzada i optativa. (30) S'introdueix algun coneixement en funció del compromís de determinats professors. Encara que estiguin presents en alguns centres, generalment, no s'aprofundeix en el coneixement de les TCA i els coneixements adquirits pels alumnes acostumen a ser limitats. (18)

La informació obtinguda des de les pàgines web i els follets informatius ens permet conèixer que les Universitats d'Almeria, Burgos, País Basc, Universitat Complutense de Madrid, Sevilla, ofereixen formació optativa de TCA en el programa pregrau. (18,56-60) A Catalunya, la Universitat de Barcelona, la Universitat de Tarragona (Rovira i Virgili), la Fundació Universitària del Bages (FUB) i la Universitat de Vic també ofereixen aquest tipus de formació. (61,62)

A nivell de formació postgraduada existeixen mestratges sobre medicina i infermeria naturista, musicoteràpia, acupuntura, Medicina Tradicional Xinesa, fitoteràpia i reflexoteràpia. (63-65)

1.5.4 Regulació Col·legial de la Pràctica Infermera en TCA

Segons la *Ley de Ordenación de las Profesiones Sanitarias 44/2003*, els col·legis professionals disposen del marc idoni per acreditar als seus col·legiats. (18) Els Col·legis d'Infermeria Catalans, fa temps que ofereixen ofertes formatives en algunes TCA. [20] Segons el Col·legi de Barcelona, en el document elaborat sobre les bases per a l'acreditació de la competència dels professionals infermers en teràpies naturals i complementàries, s'afirma que semblaria coherent que aquest tipus de formació tingués diferents nivells: [18]

- 1r nivell: un apropament al tema en la formació bàsica
- 2n nivell: una formació postgraduada i/o continuada amb un aprofundiment en el coneixement de les diferents TCA
- 3r nivell: un desenvolupament de competències amb experiència pràctica que permeti una certificació o l'acreditació.

L'Organització Col·legial d'Infermeria Catalana s'ha implicat, molt activament, en aquesta formació i actualment s'ha finalitzat la segona edició del mestratge en medicina i infermeria naturista, promogut conjuntament pels Col·legis de Medicina i Infermeria de Barcelona; el Col·legi d'Infermeria de Barcelona també ofereix formació sobre nutrició i massatge ayurvèdic, teràpia crani-sacre, massatge infantil, aromateràpia, flors de Bach, sofrologia, Reiki, drenatge limfàtic, l'ho'oponopono [a], tècnica metamòrfica, tacte terapèutic, reflexoteràpia i oligoteràpia. [66] El Col·legi d'Infermeria de Girona està realitzant cursos sobre quiromassatge, Reiki, fitoteràpia bàsica per infermeres, teràpia craneo sacral, flors de Bach, reflexologia podal en la gestació i part, [67] el Col·legi d'Infermeria de Lleida actualment ofereix formació sobre ioga, [68] el de Tarragona proposa una formació per a sentir las energies subtils, reflexoteràpia podal, música per créixer i un curs sobre Sals de Schüessler. [69]

Després del intent de regulació de les TCA impulsat pel Parlament de Catalunya, el Col·legi Oficial d'Infermeria de Barcelona va obrir un procés d'acreditació amb el "Diploma d'Acreditació i Capacitació en Instruments Complementaris de cures

---

[a] Tècnica que ofereix una manera d'alliberar l'energia dels pensaments dolorosos que són causa de desequilibri o malaltia.

infermeres (DAC)" per a garantir la capacitació professional dels infermers en aquest tipus de teràpies.[18,20]

Diploma acreditatiu i capacitatiu (DAC)

Com a part de la formació especialitzada en les Ciències de la Salut, la *Ley de Ordenación de las Profesiones Sanitarias 44/2003*, preveu que es poden establir àrees de capacitació específica, dins de les especialitats en Ciències de Salut. El requisit és la possessió d'un diploma específic en aquesta àrea. Les administracions sanitàries poden expedir Diplomes d'Acreditació i Diplomes d'Acreditació avançada: [10]

"Para certificar el nivel de formación alcanzado por un profesional en un área funcional específica de una determinada profesión o especialidad, en función de las actividades de formación continuada acreditada desarrolladas por el interesado en el área funcional correspondiente".

A Catalunya, el Document marc (2004) elaborat pel Col·legi d'Infermeria de Barcelona (COIB), proposa el reconeixement i regulació de les teràpies complementaries com un dret dels professionals infermers a practicar-les. [18]

Com hem esmentat, des del 2009 el COIB expedeix el Diploma d'Acreditació i Capacitació (DAC) com un reconeixement a la formació dels professionals que realitzen pràctiques complementaries que, actualment, no estan reconegudes, ni regulades a nivell estatal. [20] Aquest diploma avala a les infermeres i llevadores perquè puguin integrar aquestes teràpies en la pràctica diària, oferint unes cures amb garanties de qualitat, coherència i competència. [20] Les teràpies actualment acreditades són la sofrologia, el massatge terapèutic, la reflexologia podal, la teràpia floral, la tècnica metamòrfica, el drenatge limfàtic, fitoteràpia i acupuntura. [66]

Per tal de justificar la formació i experiència en aquestes teràpies els candidats han d'aportar evidencies referides a:

- Nivell de coneixements.
- Entrenament pràctic i experiència acumulada.
- Participació en esdeveniments científics.
- Activitat docent.
- Publicacions.
- Activitat investigadora.

El Comitè d'Acreditació valora i puntua la documentació pre
sentada pel candidat i emet el Diploma, en cas d'assolir la puntuació mínima exigida.

Periòdicament, a la web del COIB s'actualitza el llistat de professionals acreditats. [66] Aquesta acreditació de competències permet que els usuaris tinguin una major garantia de qualitat i seguretat respecte a les teràpies complementaries ofertes pels infermers; infermeres i llevadores que han demostrat les seves competències en aquest àmbit, que tenen un compromís amb el seu Codi Ètic i que estan protegits pel seu Col·legi Professional. [18]

1.5.5 Les Competències Professionals de les Llevadores

La primera *Escola de Llevadores* a l'Estat Espanyol va ser en la *Maternidad de Santa Cristina* a Madrid l'any 1931. La titulació de Llevadora existí, com a tal, a Espanya fins al 1954, any en que passà a cursar-se com Especialitat per els titulats com Ajudants Tècnics Sanitaris (ATS), les llevadores es convertiren en ATS especialitzades. L'any 1977, el títol d'ATS es transformà en Diplomatura Universitària en Infermeria, però les diferents especialitats que podien cursar les noves Diplomades no varen ajustar el seu contingut formatiu al nou nivell universitari. Aquest fet ocasionà que, finalment, la formació especialitzada per Infermeria quedés suspesa: durant 7 anys no hi va haver formació per a les llevadores, doncs el programa formatiu de les antiga especialitat per ATS no s'ajustava a la Normativa Comunitària Europea. No fou fins l'any 1986 quan es reinicià la formació com a nova especialitat a la que es podia accedir després de cursar la Diplomatura d'Infermeria, i des de 2013 després de cursar el Grau en Infermeria.

La Especialitat d'Infermeria Obstètric - Ginecològica (Llevadora) contempla dos anys de formació a temps complet, amb un total de 3534 hores, de les quals dues terceres parts són de formació pràctica en els hospitals i centres d'atenció primària. (70) Les competències professionals actuals de les llevadores es regeixen per la Directiva de la Unió Europea, que concreta les activitats mínimes que la llevadora està facultada per exercir en la seva professió. (71)

La *International Confederation of Midwives* l'any 2002, va elaborar un document sobre les competències essencials per l'exercici de la parteria. Aquest document defineix els coneixements bàsics, habilitats i comportaments de la llevadora, indispensables per una pràctica sense risc davant qualsevol situació. Proporciona un marc per l'elaboració dels programes de formació i servei de guia per educadors, estudiants, llevadores, professionals de la salut, legisladors, gestors i usuaris. (72)

En la competència nombre 3 parla dels coneixements bàsics que ha de tenir la llevadora en preparacions innòcues d'infusions d'herbes no farmacèutiques disponibles localment, per alleujar les molèsties més habituals de la gestació; així com, conèixer tècniques per augmentar la relaxació. En la competència nombre 4 es parla de mesures reconfortants durant el part: recolzament emocional i mesures no farmacològiques per alleujar el dolor durant el treball de part. (72)

Les oportunitats d'educació formal en TCA dins el currículum obstètric són minses. En el Regne Unit existeix formació en TCA dins el contingut dels cursos de formació de les llevadores, tot i que només un petit nombre d'aquests cursos impartits proporcionen els coneixements i habilitats adequats perquè les llevadores puguin aplicar les TCA a la pràctica clínica. (36)

A l'Estat Espanyol, l'actual programa de formació de l'Especialitat d'Infermeria Obstètric - Ginecològica: Llevadora, inclou aspectes formatius que afavoreixen un part normal, com per exemple, aquelles tècniques de suport i acompanyament que s'entenen com a pràctiques habituals en l'exercici de la parteria: (70,73)

"Les llevadores seran capaces d'utilitzar diferents tècniques farmacològiques i no farmacològiques per alleujar el dolor del treball de part".

"Utilitzaran i/o autoritzaran l'ús de fàrmacs i productes sanitaris utilitzats durant la gestació, part, puerperi i climateri, segons la legislació vigent. Realitzaran entrenament psicofísic durant la gestació i postpart amb tècniques de relaxació, treball corporal, massatge i altres tècniques".

L'Associació Catalana de Llevadores ha ofert, de forma regular, cursos de formació sobre ioga durant l'embaràs, musicoteràpia per embarassades i nadons, remeis i teràpies naturals en l'embaràs, part i puerperi, tanmateix també ha ofert cursos d'assistència al part normal i sobre lideratge en el part normal, així com cursos de formació en parts a casa. (74)

Existeix poca informació sobre el nivell de formació de les llevadores en l'aplicació de les TCA. (75-78) En el nostre país, no es disposen de dades exactes sobre l'aplicació real d'aquestes teràpies, ni de la satisfacció sobre la seva utilització. Perquè l'aplicació d'aquestes teràpies es pugui realitzar amb criteris de racionalitat, seguretat i eficàcia, és indispensable investigar més sobre la actual situació del tema.(51)

1.6 LES TERÀPIES COMPLEMENTÀRIES I ALTERNATIVES EN L'ÀMBIT OBSTÈTRIC

1.6.1 Evolució del model d'assistència al part a una assistència menys medicalitzada

Durant les darreres dècades del segle XX, i degut a la revolució biomèdica, es va produir una tecnificació de l'assistència del procés del naixement. Aquest fet produí més intervencionisme i una medicalització de l'atenció al part. Una direcció activa del procés de part implicava la utilització rutinària de fàrmacs per tal d'augmentar la intensitat de les contraccions i que també incloïa la ruptura de les membranes amniòtiques per tal de disminuir la durada del procés. Un tractament mèdic d'una situació fisiològica. Aquests procediments, entre d'altres, aplicats de manera rutinària i convertits en pràctiques habituals, han provocat desconfort i incomoditat [8] i han constituït un factor d'insatisfacció i vulnerabilitat a moltes dones.

La OMS l'any 1999, advertia de la necessitat de revisar les pràctiques obstètriques realitzades, de manera rutinària, en molts hospitals, ja que algunes d'elles podien ser ineficaces o inadequades. [79] Les recomanacions actuals indiquen que cal modificar aquelles intervencions que no presentin evidència i utilitzar conductes més respectuoses en aquelles dones que tenen gestacions i parts de baix risc. [8,48,80] L'augment en l'ús de tecnologies santaires ha contribuït a assegurar una millora dels resultats perinatals, però han provocat que s'atengués de la mateixa forma les dones de baix risc obstètric i les dones amb alt risc. [79]

La demanda de les dones i Associacions de dones, que sol·liciten una assistència professional amb menys intervencions mèdiques i tecnològiques; l'informe institucional del *Defensor del Pueblo* (2006) que es va fer ressò d'un gran nombre de usuàries que demanen una atenció al part més natural; la voluntat i implicació dels professionals i les recomanacions de la Organització Mundial de la Salut (que reforcen el concepte que la gestació i part són processos fisiològics), han fet que a nivell governamental s'hagin promogut línies de treball menys intervencionistes en els embarassos de baix risc. [8]

A Catalunya, l'any durant el 2007, el Departament de Salut va crear el Protocol d'Assistència Natural al Part Normal en el qual es pretén que les dones, que ho desitgin, tinguin una atenció al part més respectuosa. [81] La *Estrategia de Atención al Parto Normal* del *Sistema Nacional de Salud* elaborada en 2007, té com a objectiu potenciar l'atenció al part normal millorant la qualitat i calidesa assistencial, eliminant les pràctiques innecessàries i perjudicials, utilitzant l'evidència científica i mantenint els nivells de seguretat actuals. *El Observatorio de Salud de la Mujer* i *el Sistema Nacional de Salud* han treballat amb Associacions de dones, Societats Professionals i Administracions Sanitàries Autonòmiques per l'elaboració d'aquesta estratègia (podem destacar: la *Sociedad Española de Obstetrícia y Ginecología*, la

Federación de Asociaciones de Matronas i les diverses Associacions de Llevadores de les diferents Comunitats Autònomes). [80,82,83] Aquest procés de col·laboració amb les Comunitats Autònomes ha evidenciat el interès per a posar en comú actuacions referents a l'assistència al part, amb la finalitat d'obtenir una major qualitat en l'atenció i el reconeixement al protagonisme de les dones. [80,82,83] Com a conseqüència de l'elaboració d'aquestes estratègies s'han posat en funcionament diferents accions subvencionades, per fons europeus, dirigides a la formació dels professionals i l'adopció de protocols basats en l'evidència científica per a l'atenció al part... entre d'altres.

1.6.2 La llevadora en l'acompanyament al part

És en aquest aspecte on la correcta aplicació de les TCA pot convertir-se en una eina indispensable per ajudar a alleujar la percepció de dolor que presenten des dones durant el seu part. Totes aquestes iniciatives ajuden a que els professionals de la salut, en general, i les llevadores en particular, avancin cap a una forma d'atenció sanitària que situï a les dones com a protagonistes del seu procés de part. Aquest canvi de model es fonamenta en una atenció personalitzada que emfatitzi els aspectes més humans de l'atenció; ara bé, un tracte més càlid, més humà, conjuntament amb unes estratègies amb menys intervenció... no implicaran, sense més, la desaparició del dolor i el desconfort que provoquen les contraccions uterines en el procés del part. Al llarg de la història s'han utilitzat diferents mètodes d'alleujament del dolor tant a nivell mèdic i farmacològic, com a nivell més natural. [8]

Les dones tenen diferents graus de sensació de desconfort i dolor durant el procés de part degut a motius físics, psicològics, socials i assistencials. [8] La por al dolor és sens dubte un aspecte molt rellevant per a les dones que afronten el part. La referència Bíblica de "pariràs amb dolor" té un pes específic en la nostra consciència col·lectiva. La percepció del dolor es troba fortament influenciada per les idees i creences de cada cultura i per les interpretacions individuals de les situacions i vivències personals. En la cultura occidental, la immediatesa en la obtenció d'objectius, el ritme de vida imposat per l'entorn, la desconnexió amb la naturalesa, el poc espai per les reflexions personals i creixement interior... han ajudat a crear una consciencia col·lectiva que afavoreix que les dones no acceptin l'experiència del part com una vivència de creixement personal i transcendental. L'Estil de vida, la preparació personal i la planificació del naixement influeixen en la forma de tenir fills. Alguns autors afirmen que les dones que menys pateixen durant les contraccions del part són les que estan més motivades, més preparades per acceptar aquest desconfort, són aquelles que se senten tranquil·les i desitgen ser protagonistes de la seva experiència i respectades en les seves decisions. (84)

Una actuació respectuosa amb la dona millorarà, sens dubte, la satisfacció de les dones. Alguns estudis demostren que les dones confien en la capacitat tècnica i professional de les llevadores. (7)

La correcta aplicació de les TCA pot convertir-se en una eina indispensable per ajudar a alleujar la percepció de dolor que presenten des dones durant el seu part. Les llevadores són les encarregades d'acompanyar les dones, recolzar-les i ajudar-les a resoldre dubtes sobre l'aplicació d'aquestes teràpies, perquè puguin prendre decisions informades i adequades, per tal què siguin les protagonistes durant el procés de la maternitat i puguin escollir la millor manera d'afrontar el part amb les seves eleccions personals. (29)

És important que els professionals de la salut que estan implicats en l'atenció al procés de naixement, tinguin coneixements sobre les TCA. La llevadora formada en aquests tipus de teràpies pot oferir un adequat assessorament i una atenció integral a les dones. (50,54,55,78)

El interès de les llevadores vers les TCA ha anat augmentant progressivament, (51,85) la seva aplicació en les pràctiques diàries es basa en potenciar l'evolució del part com a un procés normal. (51,85,86) Les llevadores, que tenen formació al respecte, indiquen les TCA per la inducció al part, per augmentar les contraccions, per les nàusees i vòmits, per fomentar la relaxació, per millorar el mal d'esquena, per l'anèmia, per la mala presentació fetal, per les molèsties perineals, per la depressió postpart i per les dificultats en l'alletament. (78)

D'acord amb la literatura les teràpies que les llevadores més aconsellen són el massatge, les plantes medicinals, les tècniques de relaxació, els suplements nutricionals, la homeopatia, l'aromateràpia i l'acupuntura, la majoria d'elles encaminades a facilitar el procés de part i donar suport a les dones en termes d'alleujar el seu desconfort. [17,78]

En un model d'assistència, on la llevadora realitza l'assistència al part, es posa de manifest la importància del coneixement sobre les TCA [29] que oferirà autonomia en l'àmbit de l'assistència natural al part. [48]

L'ús de les TCA es cada dia més freqüent, [76] durant embaràs i part, tot i que no es disposin de dades exactes sobre la seva utilització. Es creu que hi ha una infravaloració dels registres, ja que les dones no expliquen que utilitzen aquestes teràpies per evitar actituds negatives dels professionals que les atenen, de vegades, no ho comenten perquè simplement no se'ls pregunta sobre el seu ús, [17] hi ha estudis que evidencien que metges i llevadores rarament informen a les dones sobre l'ús de les TCA durant la gestació. [36] A EUA s'estima que el 36'8% de les gestants va acudir a un terapeuta de TCA. [75] Les embarassades busquen i utilitzen aquest tipus de teràpies per a millorar les molèsties més habituals durant la gestació, part i postpart. [27]

<u>*Evidència científica*</u>

L'evidència científica sobre l'ús de les TCA en àmbit obstètric es centra en la reducció del dolor del part mitjançant la relaxació i la ioga, [87] l'acupuntura, l'acupressió i la hipnosis, [88,89] la immersió en aigua calenta durant el part, [8,90] el recolzament continu durant el part [91] i la reducció del dolor perineal mitjançant l'aplicació de compreses en el perineu. [86,92,93] Existeixen articles amb recomanacions contradictòries a l'espera de més evidència científica sobre l'estimulació nerviosa transcutània en la primera fase del part [89,94] i l'aplicació d'injeccions d'aigua estèril a nivell lumbar. [89,95]

Existeixen molts altres treballs publicats sobre l'ús de les TCA durant el part però requereixen de més estudis per a presentar una evidència suficient: així per l'alleujament del dolor s'ha estudiat l'aromateràpia, [96] l'audioanalgèsia, [75,97] l'aplicació d'injeccions d'aigua estèril a la regió lumbar, [95,98-101] la hidroteràpia [75,99,100,102,103] la teràpia postural, [104] la respiració i les visualitzacions [105] la relaxació, [87,106,107] la música [108] i la utilització de la homeopatia per estimular el part. [109]

Els massatges a la zona cefàlica, lumbar i suprapúbica s'usen per a disminuir l'ansietat, la tensió i l'estrès, [75,93,100,105-107,110] juntament amb el tacte terapèutic [75,111] i el recolzament durant tot el procés. [100] Els olis essencials més utilitzats són la "*Salviasclarea"* i gessamí per estimular l'activitat uterina, "*Boswellia carteri*" i la "*Lavendulaangustifolia"* per a disminuir l'ansietat. [107,112] En referència a l'aromateràpia, calen més estudis per avaluar la seva funció pel tractament del dolor en el treball de part. [96]

Segons els punts d'aplicació de l'acupuntura, les indicacions serien per l'alleujament del dolor, [76,88,99] per l'estimulació de la freqüència i durada de les contraccions, la millora de la dilatació cervical i la relaxació de la tensió del cèrvix. [107,113]

A nivell de fitoteràpia es recomanen les arrels de nabiu [75] i la infusió de fulles de gerds per a facilitar el part, [75,107,114] l'oli d'onagre per a la maduresa cervical; [107] en la medicina ortomolecular s'utilitza la vitamina E [75,107] per afavorir les contraccions.

Amb homeopatia s'aconsella el "*Caulopyhllum"*, la "*Cimicifuga racemosa"*, la "*Chamomillarecutita"*, la "*Pulsatilla"* per induir i facilitar el part. [107]
Amb "Flors de Bach" s'utilitza "*Impatients"* per millorar la irritabilitat, "*Mimulus*" i "*Aspen*" per dispersar les pors, "*Red chestnut"* per a millorar el benestar fetal i "*Gentian"* per a disminuir el desànim. [27,107]

La reflexologia podal s'aplica per l'estimulació de les contraccions, [75,76,111] el Reiki per disminuir l'ansietat, [75,76,107,115] el shiatsu per iniciar un part espontani, [116] la musicoteràpia [100] i la ioga per millorar la concentració i afavorir la relaxació. [75]

La seva aplicació en els centres de treball encara està molt basada en iniciatives particulars. [16]

Reflexions ètiques

Aconsellar les TCA durant la gestació i el part presenta un gran repte. Les poques proves concloents sobre la seguretat i l'eficàcia de les TCA fa difícil aconsellar-les. [117] Part de la població creu que alguna teràpia complementària i alternativa, per exemple la fitoteràpia, és segura o inofensiva perquè està basada en l'aplicació d'herbes naturals. Ara bé, les medicines i pràctiques tradicionals poden presentar efectes adversos o ser doloroses si es prenen de manera inadequada. [118] El professional de la salut es pot trobar en una situació incòmode, ja que moltes d'aquestes teràpies no tenen suficient recolzament o evidència en la pràctica clínica. [119,120]

La presència del fetus comporta que els professionals de la salut: metges i llevadores hagin de tenir cura de la salut de la mare, però al mateix temps, tenen la obligació de vetllar per la salut del fetus. [121]. Els avenços tecnològics del segle XX han provocat un canvi en la visió de l'embaràs, si bé anteriorment la diada mare-fetus es contemplaven com una unitat, la possibilitat d'obrir finestres a l'úter gestant ha fet evolucionar la mirada mèdica cap a una visió dualista de mare i fetus, en la qual els professionals sanitaris han de tenir en compte el benestar dels dos. [8,121] En aquest sentit, la consideració del fetus com a pacient, ha posat de manifest els possibles conflictes entre el principis d'autonomia de la dona i el principi de beneficència cap al fetus. És obligació del professional de la salut respectar ambdós principis. [8]

El principi d'autonomia reconeix les preferències de la gestant en referència als seus interessos, valors i creences. [121] Segons aquest principi, la dona és lliure d'elegir i decidir. Cada dona desenvolupa durant la seva vida uns valors i unes creences que afecten les seves decisions en el dia a dia. En el procés de gestació i part, la dona és capaç d'escollir aquelles accions, intervencions i/o teràpies que ella desitja. [8] El principi d'autonomia obliga als professionals de la salut que atenen a la mare durant gestació i part, a informar-la sobre els beneficis, indicacions, contraindicacions i evidència disponible respecte a la utilització de les TCA. Els professionals sanitaris han de poder oferir el l'assessorament més adequat a aquelles dones que desitgen alleujar el dolor del procés de part d'una manera menys medicalitzada però al mateix temps no poden perdre de vista la protecció de la salut del futur nadó.

El principi de beneficència fa referència a actuar de manera adequada, és a dir, a fer el bé. [121] En aquest aspecte és indispensable que l'ús de qualsevol tractament sigui aplicat de manera responsable, ja que en el cas de la obstetrícia, qualsevol tractament aplicat a la mare, pot afectar directament el fetus.

El principi de beneficència implica tenir en compte els riscos i beneficis d'una pràctica. [121] Implica augmentar el nostre coneixement i comprensió en aquests temes. La nostra responsabilitat implica formació, educació i investigació per a la presa de decisions basades en l'evidència. [122] Donar una informació suficient i veraç és un principi bàsic per tal de poder prendre decisions informades. [8]

Les recomanacions nacionals

La pressió social exercida per la demanda de les dones i associacions amb la finalitat d'aconseguir unes línies de treball menys intervencionistes, i menys medicalitzades, van aconseguir una resposta a nivell governamental. En aquest apartat es descriuen els treballs existents a l'Estat Espanyol:

En el "Protocol per a l'Assistència Natural al Part Normal" del Departament de Salut de la Generalitat de Catalunya (2007) es recomanen diferents mètodes no farmacològics per alleujar el dolor, com són, el recolzament de la dona, la utilització d'aigua calenta, la llibertat de moviments, tècniques de relaxació, massatge, l'aplicació del neuroestimulador elèctric transcutani (TENS)... [81]

El *Documento de Consenso para la Iniciativa del Parto Normal* de la *Federació de Associaciones de Matronas Españolas* (*FAME*, 2007) parla de diferents tècniques complementaries per alleujar el dolor en el part, com són, la llibertat de moviments, el recolzament continu durant el part, l'ús de l'aigua calenta, les injeccions d'aigua estèril subcutànies. Cita també el neuroestimulador elèctric transcutani, l'acupuntura, les tècniques de relaxació, el massatge, la hipnosis, l'aromateràpia, l'audioanalgèsia, la reflexologia i la música, com a altres tècniques que alguns estudis recomanen tot i no tenir evidencia científica demostrada. [79]

En la *Estratégia de Atención al Parto Normal* del *Ministerio de Sanidad y Consumo* (2007) es recomana el recolzament continu, la immersió en aigua i els canvis posturals. Citen l'acupuntura i la hipnosis com a mètodes que poden ajudar a alleujar el dolor però que necessiten més investigacions. A part, comenten que falten proves concloents sobre els beneficis de la música, els massatges, la relaxació, l'acupressió i l'aromateràpia. [80]

En la *Guía de Pràctica Clínica sobre la Atenció al Parto Normal*, elaborada pel *Ministerio de Sanidad* (2010), s'aconsella recolzar a les dones en tècniques de relaxació i respiració, se les anima a utilitzar diferents posicions durant tot el procés de part i també a utilitzar pilotes. Recomanen la immersió en aigua calenta, el massatge, el contacte físic i les injeccions d'aigua a nivell lumbar per alleujar el dolor. No recomanen l'ús del neuroestimulador transcutàni en part ja establert. [123] En la *Guía de Atención al Parto* dirigida a dones embarassades, a futurs pares, acompanyants i familiars, recomanen la immersió en aigua, massatge i contacte físic tranquil·litzador, pilotes, tècniques de relaxació i respiració i les injeccions d'aigua estèril. [124]

La *Societat Española de Ginecología y Obstetrícia* (SEGO l'any 2010) basa les seves recomanacions en la guia de pràctica clínica del ministeri, així com en l'evidència científica publicada per la *Cochrane Collaboration* al 2006. Classifica els mètodes no farmacològics per alleujar el dolor del part segons l'eficàcia: el recolzament durant el part (eficàcia demostrada), les injeccions d'aigua durant la primera fase del part i la immersió en aigua (eficàcia variable), la psicoprofilaxis, la hipnosis i l'acupuntura (eficàcia poc documentada) i el TENS durant la primera fase del part (d'ineficàcia demostrada).

A partir d'aquestes recomanacions a nivell nacional sobre l'ús d'aquests mètodes (que presenten evidència o són segurs aplicats sota la supervisió dels professionals), [10,79,81] s'ha elaborat aquest resum:

Taula 1: Recomanacions sobre l'ús de les TCA.

Mètodes d'alleujar el dolor:	**Generalitat**	**FAME**	**Ministeri**	**SEGO**	**Cochrane**	**JBI**
acupressió			A		EL	
acupuntura	c	c	c	c	EL	A
aromateràpia		f	f		f	
audioanalgèsia		f			f	
biorretroalimentació					f	
compreses fredes penineu					EL	
hidroteràpia	A	A	A		A	
hipnosi		f	c	c	EL	A
homeopatia	c					
injeccions d'aigua		A	A	A		A
ioga					EL	
massatge	A	c	A			
musicoteràpia	c	f	f		f	
reflexologia	c	f				
suport continu	A	A	A	A		
tècniques de relaxació	A	c	A		A	
tècniques de respiració	A		A			
TENS en fase de dilatació	A	EL		f	EL	A
teràpia postural	A	A	A			
teràpia craneo sacra	c					

A: aconsellen amb evidència; EL: evidència limitada; f: manca evidència; c: citen. [b]

[b] La descripció de cada una d'elles es pot consultar a l'apèndix.

Pla de naixement

Les anteriors recomanacions sobre l'aplicació de les TCA per alleujar el dolor en el moment del part, queden reflectides en els diferents "plans de naixements" proposats pel Protocol d'Atenció al Part Normal (Generalitat de Catalunya), la *Guía de Práctica Clínica sobre la Atención al Parto Normal* (*Ministerio de Sanidad*) i la *Iniciativa del Parto Normal de la Federación de Asociaciones de Matronas de España (FAME).*

Un pla de naixement és un document que es desenvolupa prèviament al part. La trobada clínica, entre professional i usuària, en que es facilita la informació prèvia a la seva complementació, constitueix un espai ideal per a poder reflexionar sobre el significat del part i les seves característiques. És l'eina adequada per tal que la dona, (i la seva parella) pugui expressar la seva autonomia en la presa de decisions que afecten al seu part. (66,81,125,126)

En aquests moments, les dones que presenten els plans de naixement complimentats als professionals de salut que atendran el seu part, acostumen a ser dones ben informades i que demanen una atenció de qualitat, el seu perfil sociodemogràfic sol ser de gestants primípares amb un nivell d'educació mitjà– alt i que, generalment, volen evitar la peridural. (127)

Els plans de naixement inicialment van sorgir als Estats Units. Es realitzaven als domicilis fins que els parts es van traslladar als hospitals cap els anys 30 del segle XX. A Anglaterra i França van començar a sorgir al voltant de 1960. Van ser creats per educadores prenatals amb la finalitat d'ajudar a les dones a comunicar-se amb els professionals que les atendria en el moment del seu part. Posteriorment es va difondre entre diverses cultures i països. (128)

Des dels seus inicis i durant la seva evolució, alguns d'ells s'expressaven fonamentalment mitjançant frases negatives envers activitats assistencials dutes a terme als centres hospitalaris: "no vull la monitorització fetal contínua, no vull perfusió endovenosa, no vull que em trenquin la bossa d'aigües"... (129,130)

Aquests tipus de plans de naixement provocaven rebuig per part dels professionals que assistien als parts, ja que semblava que jutjaven els actes de l'equip d'atenció i fomentaven la pèrdua d'autonomia professional. [(127)] Aquestes situacions van generar tensions entre l'equip obstètric i les dones i les seves parelles. Es creava una clima de pèrdua de confiança i mala comunicació entre tots. [(131)]

Les estratègies de treball, guies i protocols proposades a nivell governamental i que s'han descrit en l'apartat anterior, es troben encaminades a l'atenció natural al part normal. Van treballar i proposar unes línies de plans de naixements més raonables, que els descrits anteriorment. [(131)] Han fet reflexionar als professionals de la salut sobre les intervencions rutinàries al llarg del procés de part i sobre la necessitat d' utilització de l'evidència científica en les pràctiques promogudes durant l'assistència al part, sobre quines són les conductes adequades a cada cas particular, sobretot en referència a les gestacions i parts de baix risc. Calia poder adaptar, per un costat, la demanda i els desitjos de les dones i per un altre costat, mantenir la professionalitat de les actuacions de l'equip. [(131)]

Els plans de part, són molt útils per fomentar la participació dels pares en el naixement dels seus fills. Serveixen per allunyar pors i afavorir la confiança amb l'entorn. Haurien de ser curts, concisos i redactats en positiu i estar adequats als recursos de cada centre. [(131)]

Amb l'aplicació del Protocol de la Generalitat de Catalunya sobre l'atenció al part normal, les llevadores que donen assistència en el si del Programa d'Atenció a la Salut Sexual i Reproductiva (PASSIR) i les que treballen al hospitals s'han de coordinar, han d'orientar als futurs pares perquè aquests plans de part siguin realistes, flexibles amb les seves expectatives i adaptats a l'entorn i als recursos disponibles en el seu hospital de referència.

L'aplicació d'aquest Protocol és un dels criteris recomanables pel servei d'obstetrícia i ginecologia de cadascun dels hospitals acreditats per a l'atenció natural al part normal. Des del Departament de Salut de la Generalitat de Catalunya es dona suport als hospitals que així ho sol·licitin per adequar infraestructures i dotar del material necessari per a la incorporació de les bones pràctiques recomanades a *la Estratégia de Atención al Parto Normal* als hospitals maternoinfantils de Catalunya. Des de l'any 2005 es van iniciar les primeres acreditacions. En l'any 2013, hi ha un total de 32 hospitals a tot el territori Català acreditats. Quan un hospital es vol acreditar, ha de sol·licitar-ho al Departament de Salut, qui requereix que l'hospital demostri mitjançant diferents avaluacions periòdiques, que els professionals estiguin sensibilitzats en el tema i que procurin una continuïtat assistencial en l'atenció al part, afavorint la presa de decisions de les dones.

El part és un procés fisiològic que cal respectar, la dona té dret a estar informada i a decidir, l'actitud dels professionals ha de ser respectuosa envers les decisions de la dona, observar, donar suport, oferir recursos i avaluar al procés. [66,81]

Com ja hem citat, aquests plans de naixement contenen l'oferta de diferents TCA en l'atenció al part, heus aquí la importància de la formació de les llevadores en aquestes teràpies per donar suport i assessorament adequat en l'atenció a la gestació i part.

2. JUSTIFICACIÓ DEL PROBLEMA

La revisió de la literatura vers les teràpies complementàries i alternatives, evidencia un augment de la seva demanda per part de la població. La societat cerca aquests mètodes de prevenció i tractament per a obtenir una atenció més integral i més holística sobre la seva salut. Una de les dificultats en la seva aplicació és la gran heterogeneïtat sobre la regulació i el finançament existent als diferents països, i la seva absència en el marc legal de l'Estat Espanyol. A mesura que les pràctiques de les medicines alternatives es vagin demostrant segures i efectives podran ser incorporades a la pràctica convencional, però cal destinar més recursos i investigació al respecte.

L'escassa bibliografia en referència a l'evidència en la seva aplicació, promou diferents reflexions ètiques sobre les recomanacions per part dels professionals sanitaris i, tot i que cada dia són més freqüents, la formació i els danys col·laterals que es poden derivar d'una incorrecte aplicació, són temes que s'han de tenir molt presents, pel fet que les investigacions existents demostren que cada dia és més freqüent l'ús de les teràpies complementàries i alternatives en l'àmbit de la obstetrícia.

És rellevant que les llevadores que treballen en l'assistència al part estiguin formades en aquestes teràpies per a poder aconsellar, acompanyar i aplicar a les dones durant el seu procés de maternitat, respectant les seves preses de decisions. Les estratègies governamentals encaminades a l'atenció al part normal afavoreixen l'ús d'aquestes teràpies com a recursos no farmacològics per a l'alleujament del dolor de part, recursos que indiscutiblement afavoreixen el treball autònom de les llevadores.

Aquests són els motius pels quals s'ha pretès investigar sobre la situació actual de les teràpies complementàries i alternatives en referència al part i la formació de les llevadores donen assistència en els hospitals acreditats a l'atenció natural al part normal, complementant-ho amb la opinió de dones que han donat a llum en aquests centres.

3. HIPÒTESI I OBJECTIUS

HIPOTESI

Un 60 % de las llevadores que treballen en els hospitals d'Assistència Natural al Part Normal tenen poca formació en relació l'ús i eficàcia de les TCA i aquest desconeixement es relaciona amb la percepció que les dones tenen en relació a la utilitat d'aquestes teràpies.

OBJECTIUS

Objectius generals

Determinar el nivell de formació de les llevadores catalanes en referència al coneixement, ús i utilitat de les teràpies complementaries i alternatives (TCA) aplicades durant l'atenció natural al part normal

Descriure la percepció que les dones tenen en relació a l'ús i efectivitat d'aquestes teràpies.

Objectius específics

- Descriure el perfil professional de les llevadores que donen suport a l'atenció natural al part normal en els hospitals de referència (d'Assistència Natural al Part Normal).
- Identificar el nivell de capacitació i d'utilització de les TCA per part de les llevadores que treballen en els hospitals de referència.
- Indagar en la percepció del grau d'utilitat de les TCA per part de les llevadores que treballen en els hospitals de referència.
- Identificar els recursos específics existents en les àrees de parts catalanes per a l'atenció natural al part normal.
- Explorar els elements que les dones tenen en compte en aquest procés de presa de decisions.

4. METODOLOGIA

4.1 DISSENY DE L'ESTUDI

Estudi observacional, amb ús de metodologia quantitativa i qualitativa.

4.2 ÀMBIT D'ESTUDI

L'àmbit d'estudi es centra en els Hospitals de referència d'Assistència Natural al Part Normal i que han implementat aquest tipus d'assistència abans de l'any 2011, segons el pla de salut de Catalunya.

El nombre total de parts dels Hospitals Catalans en l'any 2011 va ser de 79820; segons dades del Departament de Salut hi va haver 6834 sol·licituds d'assistència al part normal dels quals 4752, van finalitzar amb parts naturals. [132] A l'any 2011 són 28 els hospitals acreditats per a l'Assistència Natural al Part Normal.

Els hospitals acreditats, així com l'any en que varen obtenir l'acreditació els podem observar en el següent quadre: [c]

Taula 2: Acreditació dels Hospitals d'Assistència Natural al Part Normal.

PERÍODES ACREDITACIÓ	HOSPITALS:
2005- 2008	Clínic
	Santa Caterina (Salt)
	Puigcerdà
	General de Vic
	Sabadell (Parc Taulí)
	Santa Creu i Sant Pau
	Mataró
	Sant Joan de Déu (Manresa)
	Sant Jaume d'Olot
	El Vendrell
2008-2010	Igualada
	Sant Bernabé (Berga)
	Inici als hospitals de l'ICS: Arnau de Vilanova (Lleida), Josep Trueta (Girona), Joan XXIII (Tarragona) i Verge de la Cinta (Tortosa)
	Mollet
	Mútua de Terrassa
	Palamós
	Terrassa
	Granollers
	Alt Penedès
	Sant Camil (Sant Pere de Ribes)
	General de l'Hospitalet
	Sant Joan de Déu (Esplugues del Llobregat)
	Figueres
	Hospitals de l'ICS: Germans Trias i Pujol (Badalona) i Vall d'Hebron (Barcelona)

L'àmbit d'estudi triat per a captar les dones que han participat en aquest estudi no es limita a cap municipi o comarca, el criteri per al reclutament no ha estat geogràfic, sinó que s'ha tingut en compte que haguessin donat a llum en algun hospital Català acreditat pel Departament de Salut de la Generalitat de Catalunya per l'Assistència Natural al Part Normal.

[c] Fins la finalització de la redacció d'aquest treball s'han incorporat 4 hospitals més com a hospitals acreditats en Assistència Natural al Part Normal, que a data del 2011 no tenien acreditació i per tant, no estan inclosos en el present estudi (Hospital de Santa Tecla, Hospital del Mar, Hospital Pius de Valls i Hospital Sant Boi).

4.3 SUBJECTES D'ESTUDI

Es disposa de dues mostres d'estudi:

- La primera està formada per supervisores i llevadores de les sales de parts dels hospitals anteriorment citats que voluntàriament hagin acceptat contestar el qüestionari.

- La segona, està formada per un grup de puèrperes, que haguessin esdevingut mares durant els anys 2011 a 2013, i que hagin acceptat participar.

Supervisores de les sales de parts i llevadores

La població d'estudi, han estat la totalitat de les llevadores d'aquests hospitals, aproximadament unes 465. [d] El nombre total de qüestionaris repartits ha estat de 465 i el nombre de qüestionaris complimentats ha estat de 237.

Criteris d'inclusió: supervisores i llevadores que duguessin un mínim de sis mesos treballant en un d'aquests centres: Es considera aquest temps perquè el professional conegui el centre de treball i el Protocol d'Assistència Natural al Part Normal, per tant, les llevadores internes residents (LLIR) no han format part de la població d'estudi.

Criteris d'exclusió: venen condicionals pels criteris d'inclusió.

Dones

Per al reclutament de les dones, en la part qualitativa de l'estudi, s'ha buscat puèrperes majors d'edat, seleccionades d'acord a criteris teòrics en funció dels perfils que es pretenien estudiar, s'ha procurat assegurar la màxima variabilitat segons edat, paritat (primípares i multípares), nivell d'estudis (bàsics o secundaris i universitaris) i àmbit de residència (zona rural i urbana).

Criteris d'exclusió: aquelles dones que presentessin dificultats de comunicació.

A priori es calculava que s'entrevistarien unes 3 dones de cada un dels perfils, procurant equilibrar el nombre de dones urbanes i rurals, tot i que s'intuïa a priori,

---

[d] Aquest nombre es va aconseguir telefonant a cada una de les supervisores de sala de parts d'aquests hospital, per conèixer el total de la plantilla.

que en el moment social actual, no s'haurien de detectar diferencies importants en relació a l'àmbit de residencia i així es va comprovar conforme s'anava avançant en les entrevistes. La saturació teòrica de les dades ha determinat la mida final de la mostra que ha estat de 12 dones.

4.4 VARIABLES I DIMENSIONS

4.4.1 Variables d'estudi referents a la metodologia quantitativa

Variables sociodemogràfiques i professionals de les llevadores:

- Edat.
- Anys d'experiència en l'hospital on treballen.
- Anys d'experiència en assistència al part normal.

Variables referents al les teràpies:

- Tipus de TCA: acupressió, acupuntura, recolzament continu, aromateràpia, auriculopuntura, compreses perineals, TENS, fitoteràpia, flors de Bach, hidroteràpia, hipnosis, homeopatia, injeccions d'aigua estèril, massatges, medicina ortomolecular, musicoteràpia, reflexologia, shiatsu, tacte terapèutic, relaxació, tècniques de respiració, visualització, teràpia postural i ioga.
- Formació de les llevadores en TCA: duració en hores, tipus de formació (pregrau, postgrau i formació continuada en el servei) i anys d'experiència.
- Aplicació en el procés de part de les TCA: tipus de teràpia, nombre de dones a les que s'ha aplicat la teràpia, indicació de l'aplicació (definida en el qüestionari) i percepció del grau d'utilitat (segons una escala de Liker de 5 ítems).
- Recursos hospitalaris disponibles a l'àrea de parts per a l'aplicació de les TCA: olis de massatge, olis essencials, agulles d'acupuntura, banyera de parts, bosses d'aigua calenta, llit de parts, compreses calentes, dutxes, TENS, fitoteràpia, flors de Bach, injeccions d'aigua estèril, medicina ortomolecular, pilotes i radio-CD.

Variables referents als hospitals:

- Nom de l'hospital, nivell d'assistència (I,II,III), nombre total de parts durant l'any 2011, nombre total de parts amb Assistència Natural al Part Normal durant l'any 2011.

4.4.2 Dimensions de l'estudi referents a la metodologia qualitativa

L'ús de la metodologia qualitativa permet conèixer més a fons i aprofundir en les experiències individuals de les dones i en la percepció de la utilitat de les TCA que elles tenen respecte al part, així com de l'ús que n'han fet i ens permet aproximar-nos també a diferents aspectes complementaris d'aquesta realitat percebuda per les dones de manera més precisa. El perfil d'usuari de TCA segons el Informe del *Ministerio de Sanidad* (10) és: dones entre 35 i 45 anys, amb formació universitària i que viuen en zones urbanes. Per la qual cosa es va utilitzar aquesta descripció per pretendre identificar i entrevistar dones amb els següents perfils:

1) dones primípares que visquessin en zones urbanes i rurals amb estudis primaris o secundaris que haguessin decidit una atenció natural al part.

2) dones primípares que visquessin en zones urbanes i rurals amb estudis universitaris que haguessin decidit una atenció natural al part.

3) dones primípares que visquessin en zones urbanes i rurals amb estudis primaris o secundaris que haguessin decidit una atenció convencional al part.

4) dones primípares que visquessin en zones urbanes i rurals amb estudis universitaris que haguessin decidit una atenció convencional al part.

5) dones multípares que visquessin en zones urbanes i rurals amb estudis primaris o secundaris que haguessin decidit atenció natural al part.

6) dones multípares que visquessin en zones urbanes i rurals amb estudis universitaris que haguessin decidit una atenció natural al part.

7) dones multípares que visquessin en zones urbanes i rurals amb estudis primaris o secundaris que haguessin decidit una atenció convencional al part.

8) dones multípares que visquessin en zones urbanes i rurals amb estudis universitaris que haguessin decidit una atenció convencional al part.

4.5 INSTRUMENTS DE MESURA

4.5.1 Instrument de mesura referent a la recollida de la informació de les llevadores

Per a la recollida de la informació de les **supervisores** de sala de parts i **llevadores**, s'ha utilitzat un qüestionari que té com a punt de referència dos qüestionaris elaborats prèviament l'any 2009: Hastings-Tolsma, M. i Terada, M. [75] i Quandt, SA et all. [77]

Quandt, SA et all. van elaborar un qüestionari internacional per a mesurar l'ús de la medicina alternativa i complementaria (I-CAM-Q) dirigit a la població en general. Davant la necessitat d'utilitzar un qüestionari validat d'avaluació comú per a poder comparar els resultats obtinguts en els estudis realitzats sobre les teràpies naturals, van reunir-se diferents investigadors i professionals de la medicina complementària i alternativa a Noruega. A través de diversos grups de treball van elaborar un qüestionari d'auto complementació. Els participants en aquests grups de treball van ser antropòlegs, metges, infermeres, proveïdors de salut i experts en investigació. L' I-CAM-Q consta de quatre apartats diferents en els que es pregunten aspectes com:

- Haver visitat diferents proveïdors de salut.
- Tractaments rebuts.
- Ús de medicina herbal i suplements dietètics.
- Pràctiques d'autoajuda.

L'objectiu del treball de Hastings-Tolsma, M. i Terada, M. va ser conèixer el grau en què llevadores certificades d'Estats Units (membres del "*American College of Nurse Midwives*") utilitzaven les medicines complementaries i alternatives, el coneixement que en tenien al respecte, les indicacions per les quals les aconsellaven i el seu ús.

Es van analitzar aspectes com:

- Dades sociodemogràfiques: edat, gènere, nivell formatiu, preferència religiosa, estat civil, guanys anuals, àmbit de treball, anys d'experiència i característiques del lloc de treball.
- El grau d'utilització de les llevadores sobre les TCA. Van classificar-les en 5 categories: *preparacions herbals* (74 herbes), *tractaments biològics i farmacològics* (16 productes) , *aplicacions manuals i bioelectromagnètiques* (el tacte terapèutic, acupressió, acupuntura, hidroteràpia, us d'imants i massatges), *intervencions ment-cos* (renovació espiritual, flexibilitat i relaxació) i *dieta / nutrició / estil de vida*.
- El coneixement i formació de les llevadores en TCA.

Degut al fet de no existir un instrument adequat per els objectius d'investigació d'aquest treball, s'ha decidit elaborar un qüestionari *ad hoc* creat de la suma dels dos anteriors per a mesurar: la formació, el coneixement i l'ús de les TCA per part de les llevadores. [133] S'emprà el format i contingut dels dos qüestionaris citats anteriorment, prèviament analitzats i valorats. S'ha adaptat al nostre context social, cultural, sanitari i als objectius d'aquest estudi:

- Ens basem en l'I-CAM-Q per elaborar-ne l'estructura sobretot en els termes de freqüència d'utilització de les TCA i l'esquema de valoració de les indicacions. Tot i que l'equip investigador en l'I-CAM-Q recull dades informatives referents als últims 12 mesos, en el nostre qüestionari es redueix als últims 3 mesos per disminuir els errors deguts a la memòria que es poden produir en les respostes.

- Del qüestionari de M. Hanstings-Tolsma en recollim les dades demogràfiques. S'exclouen les dades referents a preferència religiosa, estat civil i guanys anuals ja que no es consideren rellevants pel present estudi. S'amplien el nombre de teràpies a estudiar i s'adapten als resultats de la bibliografia consultada sobre l'evidència de les TCA més freqüentment utilitzades durant el procés de part. S'utilitzen les preguntes referents al coneixement i formació de les llevadores en TCA readaptades al nostre sistema formatiu.

Per a l'estructura del present qüestionari s'utilitza la classificació de les TCA del *National Center for Complementary and Alternative Medicine* (NCCAM) adaptada per l'informe del *Ministerio de Sanidad, Política Social e Igualdad*, referent a les teràpies naturals (2011), ja que sembla la més coherent des de la perspectiva d'infermeria. Així s'obvien teràpies com: oració, cinesiteràpia, curació mental, osteopatia, drenatge limfàtic, shiatsu i teràpia magnètica per no ser significatives actualment durant el procés de part en el nostre entorn sòcio-sanitari. Tot i que hi es menciona la sofronització i la meditació en la classificació elaborada pel *Ministerio*, es decideix englobar-les en el terme de les tècniques de relaxació a fi de simplificar la llista de TCA avaluades.

Descripció del qüestionari usat per les llevadores

En el primer apartat es recullen les dades personals i professionals: gènere, edat, país de formació de l'especialitat, any de finalització de l'especialitat, temps treballat en l'hospital actual (àrea de parts) i situació laboral (annex 1).

En el segon apartat es pretén investigar sobre la formació en teràpies complementàries i alternatives (TCA):

- Les teràpies descrites són: acupressió, acupuntura, recolzament continu, aromateràpia, auriculopuntura, compreses perineals, TENS, fitoteràpia, flors de Bach, hidroteràpia, hipnosis, homeopatia, injeccions d'aigua estèril, massatges, medicina ortomolecular, musicoteràpia, reflexologia, tacte terapèutic, relaxació, tècniques de respiració, visualització, teràpia postural i ioga.
- Formació de les llevadores en TCA: duració en hores, tipus de formació (durant la formació de la diplomatura / especialitat, a nivell posterior a l'especialitat o en formació continuada en la unitat) i anys d'experiència en les mateixes.

En el tercer apartat del qüestionari es pretén investigar sobre l'aplicació que en fan les llevadores en el part:

- Aplicació en el procés de part de les TCA: tipus de teràpia, nombre de dones a les que s'ha aplicat la teràpia durant els darrers 3 mesos, indicacions de les aplicacions durant el part i percepció del grau d'utilitat.

Posteriorment a la construcció del present qüestionari s'ha volgut estudiar les característiques del mateix per obtenir la màxima informació sobre la qualitat de les dades que ens aporta. Per la qual cosa, es procedeix a la realització d'un pre-test cognitiu.

Pre-test cognitiu

Amb l'objectiu de provar la seva utilitat i eficàcia i revisar-ne la comprensió, redacció i el contingut, així com estimar el temps de durada de la realització del present qüestionari, es va passar l'exemplar a 10 llevadores de l'Hospital Sant Joan de Déu de Manresa. La doctoranda, personalment va anar a explicar a la supervisora de sala de parts i a les llevadores que hi treballaven, l'objectiu i la forma correcte de complimentar-lo. Se'ls va donar tota la informació pertinent, es va demanar la participació voluntària a l'estudi i el seu consentiment informat.

Se'ls va demanar que complimentessin el present qüestionari dues vegades en un espai de 15 dies. Un cop contestat es va recollir la informació sobre:

- Les preguntes que presentaven aclariments.
- Les possibilitats de resposta.
- Els suggeriments descrits.

Es va procedir a modificar el qüestionari amb les dades comentades en quant al redactat d'alguns aspectes sobre el contingut per afavorir la comprensió del qüestionari.

Resultats de l'anàlisi del qüestionari

En l'anàlisi del qüestionari es van utilitzar les correlacions bivariables per a l'anàlisi de les variables quantitatives (coeficient de correlació ordinal d'Sperman), i l'anàlisi bivariant entre variables qualitatives (x2 de Pearson) obtenint uns percentatges de concordances superiors al 88% entre els dos qüestionaris passats a les llevadores de l'hospital de Manresa.

Concordances:	
variables quantitatives:	88%
variables qualitatives:	88,53%

Podríem dir que l'anàlisi de les variables que no concorden pot ser degut a diferents motius:

- Pot ser degut al no tenir dades exactes sobre el nombre d'hores de formació de les teràpies i expressar-ne un càlcul aproximat al qüestionari (la majoria de variables que no concorden fan referència a les hores de formació d'una determinada teràpia).
- Podria ser degut al fet que, alguna de les llevadores que contestaven el segon qüestionari de la prova pilot, es van oblidar d'anotar el nombre de dones que se'ls havia aplicat la teràpia durant els darrers 3 mesos. Potser per la confiança de saber com es contestava el qüestionari i anar ràpid a contestar-lo per segon cop.

Amb la qual cosa pensem que ens trobem davant un qüestionari amb característiques idònies per a ser utilitzat amb la finalitat de valorar la formació de les llevadores.

4.5.2 Instrument de mesura referent a la recollida de la informació de les dones

Per a la recollida de la informació de les **dones,** s'ha elaborat un guió per a la realització d'entrevistes individuals semiestructurades.

S'ha escollit les entrevistes individuals per ser una tècnica oberta que ens permet estudiar i comprendre les vivències de les dones durant el seu procés de part així com les seves demandes.

En aquest guió consten aspectes referents a la descripció del part, les expectatives que tenien del mateix així com l'experiència real del procés; la valoració del dolor, preferències d'alleujament del dolor i recursos disponibles per a fer-hi front; coneixement i ús dels mètodes no farmacològics per alleujar el dolor i valoració de l'experiència si en van utilitzar algun. En tots els casos s'inicià l'entrevista amb una pregunta oberta del tipus:

- Descriu-me com va ser el teu part. Quina era la teva percepció durant l'embaràs? Es va acomplir?

Seguidament es mantenia una conversa oberta i distesa i s'encaminava la conversa amb preguntes del tipus:

- Quina valoració feies del dolor en el part, durant l'embaràs?.
- Com el vas percebre en el part?.
- Havies fet plans sobre la forma d'assistència al part? Parla-me'n.
- Tenies algun tipus de previsió sobre com allejar-ne el dolor?.
- Quins mètodes d'alleujament del dolor coneixes?.
- Quins mètodes et van oferir per alleujar el dolor en el part? Quins vas utilitzar?.
- Què en penses sobre els mètodes d'alleujament del dolor no farmacològics?.
- Com valores la teva experiència al respecte?.

4.5.3 Instrument de mesura referent als recursos hospitalaris

Per a l'avaluació dels recursos materials que disposen els hospitals d'Assistència Natural al Part Normal, es crea una taula sobre les dades específiques dels diferents centres:

Taula 3: Recursos Hospitalaris.

Recursos hospitalaris:	Si	No
Agulles d'acupuntura		
Banyera de parts		
Bosses d'aigua calenta		
Compreses calentes		
Dutxa		
Neuroestimulador transcutani		
Fitoteràpia		
Flors de Bach		
Homeopatia		
Injeccions d'aigua estèril		
Llit de parts		
Medicina Ortomolecular		
Olis de massatge		
Olis essencials		
Pilotes		
Radio o CD per a musicoteràpia		
Altres (especifica quins):....................		

Aquestes dades fan referència al volum de parts dels hospitals acreditats per a l'Assistència Natural al Part Normal i els recursos disponibles a cada hospital per a poder aplicar les TCA. Aquestes dades són complimentades per les supervisores de les sales de parts.

4.6 RECOLLIDA DE DADES

4.6.1 Referent a les llevadores

Per a la captació de les **supervisores** de l'àrea de sala de parts i **llevadores**, es va realitzar una sessió informativa a cada un dels centres participants explicant l'objectiu d'estudi i demanant la seva col·laboració. En el propi centre es va fer entrega dels qüestionaris a les supervisores i llevadores. La supervisora de cada centre va ser l'encarregada d'emmagatzemar la documentació. Els qüestionaris es varen recollir dues setmanes després de l'entrega. S'utilitzà la temporalitat descrita per Hanstings-Tolsma: 15 dies per al retorn dels qüestionaris. Es van utilitzar dues vies de recollida del present qüestionari, anant personalment a l'hospital als 15 dies o per la via de correus.

Es va demanar el consentiment informat a totes les supervisores i llevadores que van participar a l'estudi, especificant l'objectiu de l'estudi i la confidencialitat de les dades obtingudes.

4.6.2 Referent a les dones

La captació de les **dones** es va realitzar mitjançant les llevadores que treballaven en l'atenció primària, a les quals es va facilitar els perfils que s'havien determinat d'acord amb la següent taula:

Taula 4: Perfils de les puèrperes.

Perfils:	Formació bàsica o Professional	Formació Universitària	Total:
primípares amb decisió d'atenció al part normal	3	3	6
primípares amb decisió d'atenció al part convencional	3	3	6
multípares amb decisió d'atenció al part normal	3	3	6
multípares amb decisió d'atenció al part convencional	3	3	6
Total:	12	12	24 dones

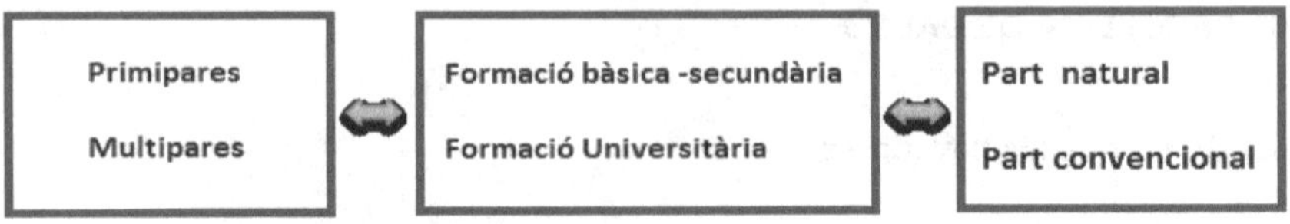

Es va contactar amb les dones i se'ls va explicar l'objectiu de l'estudi, se'ls va demanar el seu consentiment per a ser entrevistades i gravar l'entrevista garantint la confidencialitat de la informació obtinguda. La gravació digital es va realitzar amb una Olympus WS-6505.

Se'ls va explicar que si en algun moment desitjaven abandonar l'estudi o interrompre l'entrevista, podrien fer-ho sense cap dificultat.

Durant l'entrevista es va deixar parlar a les dones, l'entrevistadora va plantejar aquelles preguntes amb les quals es podia identificar informació sobre la seva percepció en l'aplicabilitat i ús de les TCA, d'acord amb el guió pre-establert.

A partir de les primeres dones seleccionades es va usar la tècnica de bola de neu per a contactar amb altres dones que acomplissin amb els perfils descrits, fins a assolir la saturació de la informació.

Després del primer contacte, es va acordar l'horari i l'espai on la dona desitjava ser entrevistada i on es trobes còmoda per tal d'expressar-se lliurement (un context aïllat de sorolls i amb poques interrupcions: la majoria d'elles van escollir el domicili propi, altres van preferir la distensió que oferia un bar).

Tot i que el número previst era superior, es va obtenir la saturació teòrica amb 12 dones procedents de les comarques de l'Alt Urgell, la Cerdanya, Osona i el Bages. La duració de les entrevistes va oscil·lar al voltant dels 45 minuts. L'entrevistadora va ser sempre la mateixa, excepte en la primera gravació. Tres de les puèrperes coneixien l'entrevistadora per haver-les atès durant el control de la gestació, les altres no. Es va pactar la possibilitat de realitzar una segona entrevista en cas necessari.

Després de l'entrevista es va procedir a la transcripció de les mateixes a fi de facilitar el posterior anàlisis temàtic del contingut segons criteris de Taylor & Bogdan. [134]

4.6.3 Autoritzacions i permisos

Aquest projecte conta amb l'autorització de la Comissió de Bioètica de la Universitat de Barcelona (annex 2). També es disposa del permís del Comitè d'Ètica i Investigació Clínica (CEIC) de l'Hospital de l'Arnau de Vilanova de Lleida (annex 3). Es signa el compromís de confidencialitat de dades de l'Hospital de Terrassa (annex 4). Disposa també de l'autorització del tots els hospitals implicats en l'estudi, que van procedir a l'autorització de la recollida de dades un cop consultats el projecte i l'autorització de les comissions i comitès esmentats.

Per tal d'aconseguir el màxim número de respostes, es va procedir a enviar una carta a les direccions d'infermeria dels hospitals d'estudi i després d'obtenir el permís es va contactar amb les supervisores /gestores de l'àrea de parts per a la realització de l'estudi en els diferents centres (annex 5). Es va proporcionar informació a les supervisores i llevadores participants, es va obtenir el consentiment informat (annex 6). En el cas de les dones, després del primer contacte, la investigadora les va informar i es va obtenir també el seu consentiment informat per escrit abans de procedir a l'entrevista (annex 7).

Es van tenir en compte les recomanacions establertes a la *Ley Orgànica* 15/1999, *Ley de Protección de Datos de caràcter personal*, i la llei 41/2002, *Ley Bàsica* reguladora dels drets i obligacions en matèria de formació i documentació clínica.

4.7 ANÀLISI DE DADES

4.7.1 Anàlisi referent a les dades quantitatives

S'ha realitzat un anàlisis descriptiu de variables recollides en els 237 qüestionaris obtinguts de les llevadores.

Es realitzà un anàlisis de les variables sociodemogràfiques i professionals de les llevadores, de les variables referents als hospitals estudiats i de les variables referents a la formació en TCA . Les variables qualitatives es descriuen mitjançant freqüències absolutes i percentatges per a cada una de les categories definides. Les variables quantitatives es descriuen amb la mitjana i la desviació estàndard si segueixen una distribució normal i la mediana, mínim i màxim en cas contrari. Per a l'anàlisi bivariant s'utilitzen les següents proves: segons la mida de la mostra i el tipus de variable, s'ha fet la prova estadística pertinent: X^2 per a relacionar variables qualitatives; T-Student: per a grups independents entre una variable qualitativa de 2 categories que compleix les condicions d'aplicabilitat de la prova, assumint la igualtat de variances; U de Mann-Witney / Kruskall-Wallis: per les variables que no compleixen les condicions d'aplicabilitat (proves no paramètriques); Anova: per a grups independents entre una variable qualitativa i que compleix condicions d'aplicabilitat i el test de Correlació de Pearson: per comparar dues variables quantitatives.

Per l'anàlisi de d'aquestes dades s'utilitza el programa PASW 18.

4.7.2 Anàlisi referent a les dades qualitatives

Per l'anàlisi de les entrevistes individuals realitzades a les puèrperes es va procedir a una transcripció de les gravacions. Després d'una lectura en profunditat del text, es realitzà a un anàlisis del contingut amb codificació i categorització d'acord amb els criteris de Taylor & Bogdan [(134)] amb l'ajut del programa Atlas-Ti v.7.

5. RESULTATS

5.1 RESULTATS REFERENTS A LA METODOLOGIA QUANTITATIVA

Es van repartir un total de 465 qüestionaris, se'n van recollir 237 adequadament contestats, el total de percentatge de respostes és del 54,06 %. S'han desestimat 9 qüestionaris elaborats per les llevadores internes residents per no complir els criteris d'inclusió. El percentatge de respostes segons hospitals, oscil·la entre el 100% i el 13'33%.

5.1.1 Anàlisi descriptiu

Anàlisis de les variables referents als hospitals

Nivell hospitalari dels 28 hospitals estudiats.

Taula 5: Nivells assistencials dels hospitals.

Nivell hospitalari	N (%)
Nivell 1 (hospitals generals bàsics)	11 (39,3)
Nivell 2 (hospitals de referència)	8 (28,6)
Nivell 3 (hospitals d'alta tecnologia)	9 (32,1)
Total	28 (100)

El nombre total de parts durant l'any 2011 en els 28 hospitals estudiats és de 44481 parts.

Taula 6: Nombre de parts dels hospitals acreditats l'any 2011.

	mitjana / desviació estàndard	mediana	moda	mínim	màxim
Parts 2011	1594,04 /934,928	1502,02	1586	175	3500

Nombre de parts d'Assistència Natural al Part Normal (ANPN) de l'any 2011, en 22 hospitals estudiats: 6075 parts.

Taula 7: [e] Nombre de parts d'ANPN de l'any 2011.

	mitjana / desviació estàndard	mediana	moda	mínim	màxim
Parts D'ANPN 2011	276,14/175,448	264	78	78	738

---

[e] De 6 hospitals no en tenim dades sobre el nombre de parts amb assistència al part normal, per aquest motiu no s'ha pogut estudiar la seva distribució.

En la següent taula es calcula el percentatge de parts d'Assistència Natural al Part Normal de cada hospital estudiat d'acord amb les dades facilitades en els qüestionaris per part de les supervisores d'àrea. Per a poder fer un càlcul global, partim d'un denominador de 33049 parts. S'exclouen el nombre de parts dels 6 hospitals que no tenim dades. La proporció global seria que un 18,38 % del total de parts de 22 hospitals acreditats es troben sotmesos a l'aplicació del protocol d'ANPN.

Taula 8: Nombre i percentatge de parts dels hospitals estudiats l'any 2011.

Hospital	Nombre de parts 2011	Nombre de parts ANPN 2011	% parts ANPN /total de parts
Sant Joan de Déu BCN	3532	300	11,77
Clínic - maternitat	3500	[f]	
Vall d'Hebron	3290		
Arnau Vilanova Lleida	2902	318	10,95
Parc Taulí Sabadell	2873	300	10,44
Granollers	1933		
Hospital St Pau	1840	700	38,04
Mutua Terrassa	1804		
Trias i Pujol Badalona	1740	235	13,5
Joan XXIII Tarragona	1720	266	15,46
Hospital Terrassa	1605	123	7,66
Hospital Vic	1602	397	24,78
General de l'Hospitalet	1570	301	19,17
Hospital Mataró	1570	89	5,66
Josep Trueta Girona	1514	280	18,49
Sant Joan de Déu Manresa	1469	262	17,83
Santa Caterina Salt Girona	1340	450	33,58
Verge Cinta Tortosa	1272	304	23,89
Hospital Igualada	1184	168	14,19
Hospital Figueres	1088	157	14,43
Hospital Palamós	1032	738	71,51
Hospital del Vendrell	921	225	24,43
Hospital de Mollet	850	78	9,17
Hospital els Camils St Pere Ribes	817	210	25,7
Hospital Alt Penedès	676		
Hospital Olot	433	96	21,17
Hospital St Bernabé Berga	229		
Hospital de Puigcerdà	175	78	44,57

[f] En blanc dades no facilitades.

Recursos hospitalaris dels 28 hospitals estudiats, en referència a les teràpies complementaries i alternatives.

Taula 9: Nombre i percentatge d'hospitals que presenten recursos en funció de les teràpies nombrades.

Classificació:	**Teràpies**		**Nombre d'hospitals (%)**
Pràctiques biològiques		Fitoteràpia	4 (14,3) + 2* [g]
		Medicina Ortomolecular	0
Tècniques per a la ment i el cos	Hidroteràpia	Banyera de parts	12 (42,9)
		Bosses d'aigua calenta	21 (75)
		Dutxa	27(96,4)
	Musicoteràpia	Radio	22 (78,6) + 2*
		Compreses al perineu	24 (85,7)
	Teràpia postural	Llit de parts	27 (96,4)
		Pilotes	28 (100)
Sistemes integrals complerts		Homeopatia	3 (10,7) + 5*
		Agulles acupuntura	0
Pràctiques de manipulació basades en el cos		Injeccions d'aigua estèril	12 (42,9)
	Massatges Aromateràpia Reflexoteràpia	Olis de Massatge	8 (28,6) + 3*
		Olis essencials	4 (14,3) + 3*
	TENS	TENS	9 (32,1)
Teràpies energètiques		Flors de Bach	1 (3,6) + 4*

En el moment de la recollida de les dades no hi ha cap hospital que disposi d'agulles d'acupuntura per a poder aplicar aquesta tècnica.

<u>Anàlisis de les variables sociodemogràfiques i professionals de les llevadores</u>

Gènere:

El 100% de les supervisores dels 28 hospitals són de sexe femení.

---

[g] En * el nombre d'hospitals que no disposen d'aquests recursos però que permeten que les dones el portin del seu domicili.

En relació a les llevadores assistencials o supervisores que també realitzen tasques assistencials, aquesta és la distribució dels resultats en quant a gènere.

Taula 10: Gènere de les llevadores.

	N (%)
Homes	8 (3,4)
Dones	229 (96,6)
Total:	237 (100)

Edat:

L'edat de les supervisores oscil·la entre 33 i 60 anys amb una mitjana de 46,82 i una DE de 7,9 anys. L'edat de les llevadores oscil·la entre 25 i 65 anys amb una mitjana de 41,21 i una DE de 10,28 anys.

Taula 11: Categoria laboral de les supervisores.

	N (%)
Infermera	5 (17,9)
Llevadora	23 (82,1)
Total:	28 (100)

Taula 12: Activitat assistencial de les supervisores.

	N (%)
Assisteixen a parts	18 (64,3)
No assisteixen a parts	10 (35,7)
Total:	28(100)

Taula 13: Tipus de contracte laboral de les llevadores:

	N (%)
Jornada sencera:	178 (75,1)
Jornada reduïda:	43 (18,14)
Total:	221 (93,2)

En relació al lloc on les llevadores varen cursar els estudis d'especialitat, es descriu en la següent taula:

Taula 14: Lloc de formació de les llevadores.

	N (%)
Catalunya:	181 (76,4)
Resta Estat Espanyol:	9 (3,8)
Sud Amèrica:	22 (9,3)
Resta Europa:	22 (9,3)
Total:	234 (98,7)

Sobre els anys d'especialitat en la formació com a llevadores podem observar:

Taula 15: Anys d'especialitat de formació de les llevadores.

	N (%)
menys de 15 anys	155 (65,4)
més de 15 anys	80 (33,75)
Total	235 (99,15)

Els anys de formació en l'especialitat de llevadora oscil·len entre 1 i 43 anys amb una mitjana de 14,64 i una DE de 12,3 anys. [h]

Gràfic 1: Anys de formació de l'especialitat de llevadores.

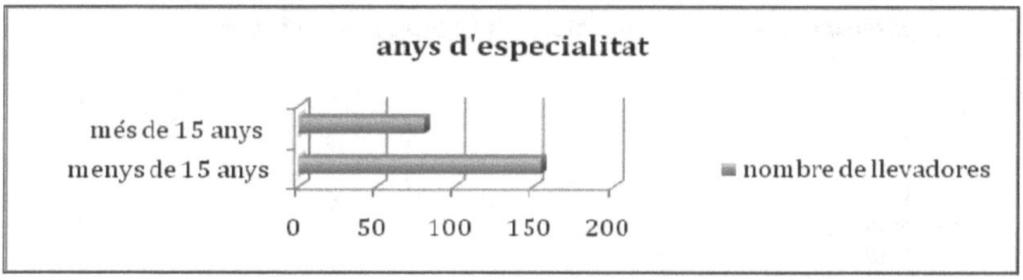

[h] En aquesta variable té importància el nou programa de formació de l'especialitat a l'estat espanyol: la formació de llevadora va canviar a formació tipus Llir (llevadora interna resident) a partir de l'any 1992. Per tant la 1a formació de professionals en aquest sistema formatiu té 15 anys.

Els anys treballats de les supervisores en l'hospital actual oscil·la entre 2 i 35 anys amb una mitjana de 13,7 i una DE de 9,45 anys.

Els anys d'experiència de les llevadores en la sala de parts de l'hospital on treballen oscil·la entre 0,6 i 40,5 anys amb una mitjana de 9,4 i una DE de 8,9 anys.

Gràfic 2: Anys d'experiència de les llevadores en parts, a l'hospital on treballen.

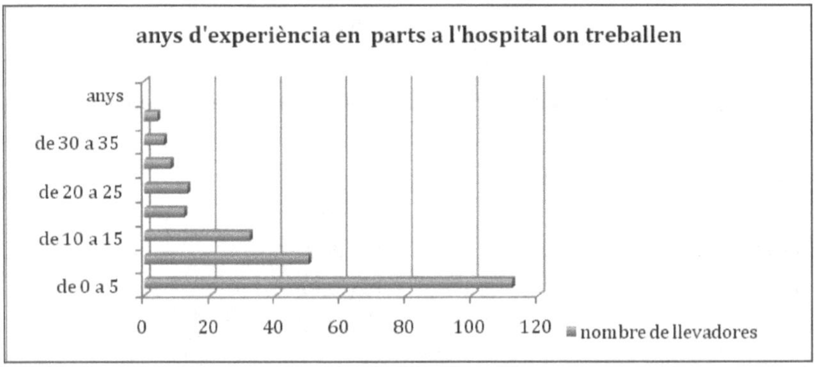

Els anys d'experiència de les llevadores en assistència a parts naturals oscil·la entre 0,7 i 39 anys amb una mitjana de 6,2 i una DE de 7,38 anys.

Gràfic 3: Anys d'experiència de les llevadores en parts naturals.

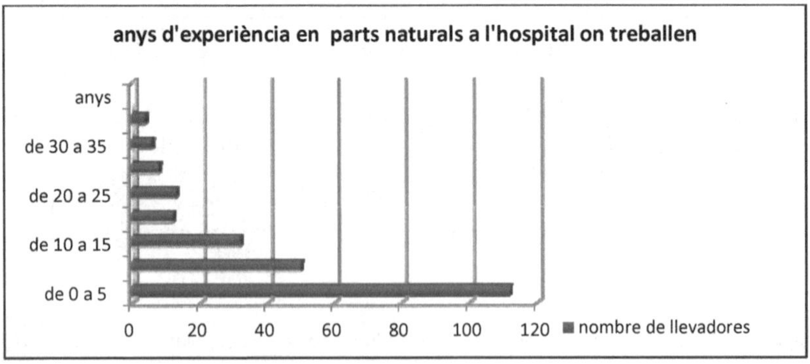

Anàlisis de les variables referents a les teràpies

L'anàlisi individual de cada una de les teràpies estudiades es troba en l' annex 8. En la següent taula s'ha elaborat un llistat de les TCA consultades. S'han classificat segons el nombre de TCA formades per part de cada llevadora estudiada.

Taula 16: Nombre i percentatge de llevadores que tenen formació en TCA.

	N (%)	Hores formació	Anys d'experiència
		mitjana /DE	mitjana /DE
Formació en tècniques de respiració [i]	**180 (75,9)**	**30,76/53,72**	**10,11/9,23**
Formació en tècniques de relaxació	**176 (73,8)**	**33,29/53,88**	**10,59/8,99**
Formació en recolzament continu	**132 (55,7)**	**58,32/85,82**	**9,97/9,04**
Formació en teràpia postural	127 (53,6)	27,56/44,53	7,77/6,69
Formació en aplicació de compreses	123 (51,9)	9,38/24,69	5,4/4,7
Formació en massatges	108 (45,6)	35,59/65,86	7,71/6,71
Formació en tècniques de visualitzacions	101 (42,6)	21,02/26,81	8,79/8,07
Formació en hidroteràpia	88 (37,1)	23,24/36,34	5,18/5,27
Formació en homeopatia	72 (30,4)	16,25/16,94	2,83/1,51
Formació en injeccions d'aigua estèril en zona lumbar	66 (27,8)	5,18/5,5	3/2,23
Formació en musicoteràpia	65 (27,4)	15,83/21,9	7,38/6,81
Formació en reflexoteràpia	60 (25,3)	43,74/61,91	5,47/5,67
Formació en ioga	41 (17,3)	88,86/158,18	5,57/6,23
Formació en fitoteràpia	41 (17,3)	44,68/76,68	4,91/5,62
Formació en tacte terapèutic	40 (16,9)	25,38/22,37	6,31/7,13
Formació en estimulació elèctrica transcutània	38 (16)	5,81/7,21	3,9/2,35
Formació en aromateràpia	32 (13,5)	15,4/15,23	4,78/4,48
Formació en essències florals	29 (12,2)	31,44/24,65	4,49/3,9
Formació en acupressió	23 (9,7)	57,8/85,61	3,9/2,4
Formació en acupuntura	19 (8)	110/134,4	5,12/8,14
Formació en hipnosi	18 (7,6)	18,77/22,96	5,3/6,73
Formació en Reiki	*13 (5,5)*	*41/74,84*	*8,25/6,18*
Formació en auriculopuntura	*8 (3,4)*	*91,43/112,46*	*8/11,4*
Formació en medicina ortomolecular	*4 (1,7)*	*33,5/25,6*	*2,75/2,36*

[i] En **negreta** les 3 teràpies amb més formació, *en cursiva* 3 les menys formades.

Com es demostra en aquesta taula les llevadores estan formades en diferents TCA. La teràpia amb més formació són les tècniques de respiració 75,9% i la teràpia amb menys formació és la medicina ortomolecular. 1,7% del total de llevadores. El nombre total de teràpies amb formació per cada llevadora sobre les 237 llevadores estudiades, oscil·la entre 1 i 23 teràpies, amb una mitjana de 7,58 i una DE de 4,2 teràpies.

Taula 17: Nombre i percentatge de teràpies formades per cada llevadora.

Nombre de TCA estudiades	N llevadores (%)
1	12 (5,1)
2	10 (4,2)
3	15 (6,3)
4	16 (6,8)
5	25 (10,5)
6	16 (6,8)
7	19 (8)
8	17 (7,2)
9	17 (7,2)
10	17 (7,2)
11	12 (5,1)
12	13 (5,5)
13	7 (3)
14	1 (0,4)
15	5 (2,1)
16	4 (1,7)
17	5 (2,1)
21	1 (0,4)
23	1 (0,4)
Total	213 llevadores formades (89,87)

Hi ha 2 llevadores que tenen un màster en teràpies naturals, una té un màster en acupuntura, una té formació com a naturòpata, una és llicenciada en medicina tradicional Xinesa i sis han estat docents /ponents en cursos, conferencies o congressos en temes que versaven sobre teràpies alternatives i complementàries.

Hi ha un total de 92 llevadores (38,81 %) formades en cursos d'atenció al Part Normal o Sense Intervencions, i un total de 3 llevadores (1,26 %) estan formades en atenció a parts a domicili.

En l'anàlisi dels resultats s'ha trobat que hi havia llevadores formades en altres teràpies que en un principi no formaven part de l'estudi, per la qual cosa, s'han inclòs en el nombre total de formacions aquelles teràpies com: la teràpia neural, la teràpia crani-sacra, la cinesiteràpia, la tècnica Alexander i les memòries prenatals, i que s'han comptabilitzat com a nombre total de formacions.

A l'excloure aquelles tècniques de suport i acompanyament que s'entenen com a pràctiques habituals en l'exercici de la parteria i que es troben incloses en els plans de formació de l'especialitat de llevadora, s'obté un nombre de formacions en TCA diferent.

Taula 18: Nombre i percentatge de teràpies específiques formades per cada llevadora.

Nombre de TCA estudiades	**N llevadores (%)**
1	4 (1,7)
2	4 (1,7)
3	12 (5,1)
4	9 (3,8)
5	12 (5,1)
6	5 (2,1)
7	7 (3)
8	4 (1,7)
9	1 (0,4)
10	4 (1,7)
11	4 (1,7)
12	4 (1,7)
16	1 (0,4)
18	1 (0,4)
Total	72 llevadores (30,4)

Així doncs, el nombre de teràpies amb formació per cada llevadora (no incloses en la formació bàsica) oscil·la entre 1 i 18 teràpies, amb una mitjana de 5,97 i un DE de 3,5 teràpies.

Formació de les llevadores en les TCA aconsellades pels organismes oficials espanyols:

En recolzament continu

Percentatges de formació de les llevadores en recolzament continu sobre les 237 estudiades.

Taula 19: Formació en recolzament continu.

	N (%)
Formació en recolzament continu	132 (55,7)
Formació en recolzament continu previ a l'especialitat	97 (40,9)
Formació en recolzament continu posterior a l'especialitat	63 (26,6)
Formació continuada en el servei en recolzament continu	46 (19,4)

El total d'hores de formació oscil·la entre 1 i 35 hores, amb una mitjana de 85,82 i una DE de 58,32 hores. L'experiència oscil·la entre 1 i 36 anys, amb una mitjana de 9,97 i una DE de 9,04 hores.

La percepció per part de les llevadores formades en recolzament continu sobre la utilitat de l'aplicació d'aquesta teràpia es pot observar en la següent taula:

Taula 20: Percepció sobre la utilitat del recolzament continu.

Indicacions en recolzament continu		**utilitat regular**	**bastant utilitat**	**molta utilitat**	**Total:**
Disminuir l'ansietat	N(%)	7 (5,7)	36 (29,5)	79 (64,8)	122 (100)
Feina de les llevadores	N(%)			1 (100)	1 (100)
Augment de la consciència	N(%)		2(18,2)	9(81,8)	11(100)
Disminució de pors	N(%)		4 (50)	4 (50)	8 (100)

Aplicació de compreses en el perineu

Formació de les llevadores en la teràpia d'aplicació de compreses sobre les 237 estudiades.

Taula 21: Formació en aplicació de compreses.

	N (%)
Formació en aplicació de compreses	123 (51,9)
Formació en aplicació de compreses prèvia a l'especialitat	79 (33,3)
Formació en aplicació de compreses posterior a l'especialitat	52 (21,9)
Formació continuada en el servei en aplicació de compreses	46 (19,4)

El total d'hores de formació oscil·la entre 1 i 150 hores, amb una mitjana de 24,69 i una DE de 9,38 hores. L'experiència oscil·la entre 1 i 26 anys, amb una mitjana de 5,4 i una DE de 4,7 hores.

La percepció de les llevadores formades en l'aplicació de compreses en el perineu, sobre la utilitat d'aquesta teràpia es pot veure:

Taula 22: Percepció sobre la utilitat de l'aplicació de compreses.

Indicacions en aplicació de compreses		**poca utilitat**	**utilitat regular**	**bastant utilitat**	**molta utilitat**	**Total:**
Alleujar el dolor	N (%)	3 (3,6)	17(20,5)	40(48,2)	23(27,7)	83(100)
Reducció del trauma perineal	N (%)	6(7,3)	13(15,9)	42(51,2)	21(25,6)	82(100)

Aplicació d'Hidroteràpia:

Formació de les llevadores en hidroteràpia sobre les 237 estudiades.

Taula 23: Formació en hidroteràpia.

	N (%)
Formació en hidroteràpia	88 (37,1)
Formació en hidroteràpia prèvia a l'especialitat	46 (19,4)
Formació en hidroteràpia posterior a l'especialitat	43 (18,1)
Formació continuada en el servei en hidroteràpia	27 (11,4)

El total d'hores de formació oscil·la entre 1 i 210 hores, amb una mitjana de 36,34 i una DE de 23,24 hores. L'experiència oscil·la entre 1 i 27 anys, amb una mitjana de 5,27 i una DE de 5,18 hores.

Percepció de les llevadores formades en aplicació de la hidroteràpia sobre la utilitat de l'aplicació d'aquesta teràpia.

Taula 24: Percepció sobre l'aplicació de la hidroteràpia.

Indicacions en hidroteràpia		cap utilitat	poca utilitat	utilitat regular	bastant utilitat	molta utilitat	Total:
Alleujament del dolor	N (%)	2(2,5)	5(6,3)	5(6,3)	29(36,7)	38(48,1)	79 (100)
Afavorir la dilatació cervical	N (%)	4(5,7)	4(5,7)	9(12,9)	23(32,9)	30(42,9)	70(100)
Relaxació	N (%)		1(8,3)		3(25)	8(66,7)	12(100)

Hipnosis

Formació de les llevadores en hipnosi de les 237 estudiades.

Taula 25: Formació en hipnosi.

	N (%)
Formació en hipnosi	18 (7,6)
Formació en hipnosi prèvia a l'especialitat	4 (1,7)
Formació en hipnosi posterior a l'especialitat	9 (3,8)
Formació continuada en el servei en hipnosi	8 (3,4)

El total d'hores de formació oscil·la entre 1 i 90 hores, amb una mitjana de 22,96 i una DE de 18,77 hores. L'experiència oscil·la entre 0,6 i 20 anys, amb una mitjana de 6,73 i una DE de 5,3 hores.

Percepció de les llevadores formades en hipnosis sobre la utilitat de l'aplicació d'aquesta teràpia.

Taula 26: Percepció sobre la hipnosi.

Indicacions en hipnosi		cap utilitat	poca utilitat	utilitat regular	bastant utilitat	molta utilitat	Total:
Alleujament del dolor	N (%)	1(10)	1(10)	3(30)	4(40)	1(10)	10(100)

Tècniques de relaxació

Formació de les llevadores en tècniques de relaxació sobre les 237 estudiades.

Taula 27: Formació en tècniques de relaxació.

	N (%)
Formació en tècniques de relaxació	166 (73,8)
Formació en tècniques de relaxació previ a l'especialitat	135 (57)
Formació en tècniques de relaxació posterior a l'especialitat	85 (35,9)
Formació continuada en el servei en tècniques de relaxació	38 (16)

El total d'hores de formació oscil·la entre 1 i 350 hores, amb una mitjana de 53,88 i una DE de 33,29 hores. L'experiència oscil·la entre 1 i 36 anys, amb una mitjana de 10,59 i una DE de 8,99 hores.

Percepció de les llevadores formades en tècniques de relaxació sobre la utilitat de l'aplicació d'aquesta teràpia.

Taula 28: Percepció sobre les tècniques de relaxació.

Indicacions en tècniques de relaxació		cap utilitat	poca utilitat	utilitat regular	bastant utilitat	molta utilitat	Total:
Alleujar el dolor	N (%)	2(1,4)	5(3,6)	43(30,7)	62(44,3)	28(20)	140(100)
Ajuda la dilatació	N (%)			4(33,3)	4(33,3)	4(33,3)	12(100)
Augmenta les contraccions	N (%)			1(12,5)	2(25)	5(62,5)	8(100)
Millorar la concentració	N (%)			2(22,2)	3(33,3)	4(44,4)	9(100)

Tècniques de respiració

Formació de les llevadores en tècniques de respiració sobre les 237 estudiades.

Taula 29: Formació en tècniques de respiració.

	N (%)
Formació en tècniques de respiració	180 (75,9)
Formació en tècniques de respiració previ a l'especialitat	134 (56,5)
Formació en tècniques de respiració posterior a l'especialitat	84 (35,4)
Formació continuada en el servei en tècniques de respiració	42 (17,7)

El total d'hores de formació oscil·la entre 1 i 350 hores, amb una mitjana de 53,72 i una DE de 30,76 hores. L'experiència oscil·la entre 0,5 i 36 anys, amb una mitjana de 10,11 i una DE de 9,23 hores.

Percepció de les llevadores formades en tècniques de respiració sobre la utilitat de l'aplicació d'aquesta teràpia.

Taula 30: Percepció sobre les tècniques de respiració.

Indicacions en tècniques de respiració		cap utilitat	poca utilitat	utilitat regular	bastant utilitat	molta utilitat	Total:
Alleujar el dolor	N (%)	2(1,3)	4(2,5)	44(28)	66(42)	41(26)	157(100)
Millorar la concentració	N (%)		1(7,1)	2(14,3)	8(57,1)	3(21,4)	14(100)
Disminueix l'ansietat	N (%)			1(6,3)	10(62,5)	5(31,3)	16(100)
Millora l'efecte de les contraccions	N (%)			1(33,3)	2(66,7)		3(100)

Teràpia postural

Formació de les llevadores en teràpia postural sobre les 237 estudiades.

Taula 31: Formació en teràpia postural.

	N (%)
Formació en teràpia postural	127 (53,6)
Formació en teràpia postural prèvia a l'especialitat	80 (33,8)
Formació en teràpia postural posterior a l'especialitat	73 (30,8)
Formació continuada en el servei en teràpia postural	45 (19)

El total d'hores de formació oscil·la entre 1 i 300 hores, amb una mitjana de 44,53 i una DE de 27,56 hores. L'experiència oscil·la entre 1 i 36 anys, amb una mitjana de 7,77 i una DE de 6,69 hores.

Percepció de les llevadores formades en teràpia postural sobre la utilitat de l'aplicació d'aquesta teràpia.

Taula 32: Percepció sobre la teràpia postural.

Indicacions en teràpia postural		cap utilitat	poca utilitat	utilitat regular	bastant utilitat	molta utilitat	Total:
Alleujar el dolor	N (%)		2(1,8)	18(15,9)	46(40,7)	46(40,7)	112(100)
Afavorir la dilatació cervical	N (%)		2(1,9)	9(8,6)	45(42,9)	48(45,7)	104(100)
Canvis en la presentació fetal	N (%)	1 (1)	5(5,1)	14(14,1)	37(37,4)	41(41,4)	98(100)

<u>Ioga</u>

Formació de les llevadores en ioga sobre les 237 estudiades.

Taula 33: Formació en ioga.

	N (%)
Formació en ioga	41 (17,3)
Formació en ioga prèvia a l'especialitat	10 (4,2)
Formació en ioga posterior a l'especialitat	32 (13,5)
Formació continuada en el servei en ioga	12 (5,1)

El total d'hores de formació oscil·la entre 4 i 800 hores, amb una mitjana de 158,18 i una DE de 88,86 hores. L'experiència oscil·la entre 1 i 30 anys, amb una mitjana de 6,26 i una DE de 5,57 hores.

Percepció de les llevadores formades en ioga sobre la utilitat de l'aplicació d'aquesta teràpia.

Taula 34: Percepció sobre el ioga.

Indicacions en ioga		cap utilitat	utilitat regular	bastant utilitat	molta utilitat	Total:
Afavorir la dilatació cervical	N (%)	1(3,7)	5(18,5)	9(33,3)	12(44,4)	27 (100)
Millorar la concentració	N (%)	1(3,7)	6(22,2)	11(40,7)	9(33,3)	27 (100)
Millora la mobilitat pèlvica	N (%)	1(33,3)			2(66,7)	3(100)
Afavoreix control respiració	N (%)				2(100)	2(100)

Aplicació d'agulles d'acupuntura

Formació de les llevadores en estimulació de punts d'acupuntura sobre les 237 estudiades.

Taula 35: Formació en aplicació d'agulles d'acupuntura.

	N (%)
Formació en acupressió	23 (9,7)
Formació en acupressió prèvia a l'especialitat	6 (2,5)
Formació en acupressió posterior a l'especialitat	16 (6,8)
Formació continuada en el servei en acupressió	3 (1,3)
Formació en acupuntura	19 (8)
Formació en acupuntura prèvia a l'especialitat	4 (1,7)
Formació en acupuntura posterior a l'especialitat	16 (6,8)
Formació continuada en el servei en acupuntura	2 (0,8)
Formació en auriculopuntura	8 (3,4)
Formació en auriculopuntura prèvia a l'especialitat	0
Formació en auriculopuntura posterior a l'especialitat	7 (3)
Formació continuada en el servei en auriculopuntura	1 (0,4)

El total d'hores de formació en acupressió oscil·la entre 1 i 300 hores, amb una mitjana de 85,61 i una DE de 57,8 hores. L'experiència oscil·la entre 1 i 10 anys, amb una mitjana de 3,9 i una DE de 2,4 hores.

El total d'hores de formació en acupuntura oscil·la entre 2 i 300 hores, amb una mitjana de 134,34 i una DE de 110 hores. L'experiència oscil·la entre 1 i 25 anys, amb una mitjana de 8,14 i una DE de 5,12 hores.

El total d'hores de formació en auriculopuntura oscil·la entre 20 i 300 hores, amb una mitjana de 112,46 i una DE de 91,43 hores. L'experiència oscil·la entre 1 i 25 anys, amb una mitjana de 11,4 i una DE de 8 hores.

La percepció de les llevadores formades en acupuntura, acupressió i auriculopuntura sobre la utilitat de l'aplicació d'aquesta teràpia, la podem observar en la següent taula:

Taula 36: Percepció sobre l'aplicació d'agulles d'acupuntura.

Indicacions		**cap utilitat**	**poca utilitat**	**utilitat regular**	**bastant utilitat**	**molta utilitat**	**Total:**
Alleujar el dolor	N (%)	10(55,5)		5(27,7)		8(44,4)	18(100)
Estimular les contraccions	N (%)		7(41,17)		5(29,41)	5(29,41)	17 (100)
Afavorir la dilatació	N (%)	4(57,14)			3(42,85)		7(100)

Aplicació del TENS

Formació de les llevadores en aplicació del TENS sobre les 237 estudiades.

Taula 37: Formació en aplicació del TENS.

	N (%)
Formació en TENS	38 (16)
Formació en TENS prèvia a l'especialitat	26 (11)
Formació en TENS posterior a l'especialitat	12 (5,1)
Formació continuada en el servei en TENS	13 (5,5)

El total d'hores de formació oscil·la entre 1 i 25 hores, amb una mitjana de 7,21 i una DE de 5,81 hores. L'experiència oscil·la entre 1 i 10 anys, amb una mitjana de 3,9 i una DE de 2,35 hores.

Percepció de les llevadores formades en aplicació del TENS sobre la utilitat de l'aplicació d'aquesta teràpia.

Taula 38: Percepció sobre el TENS.

Indicacions en TENS		**cap utilitat**	**poca utilitat**	**utilitat regular**	**bastant utilitat**	**molta utilitat**	**Total:**
Alleujar el dolor	N (%)	4(19)	4(19)	4(19)	7(33,3)	2(9,5)	21(100)

Aplicació d'injeccions d'aigua estèril a nivell lumbar

Formació de les llevadores en injeccions d'aigua estèril sobre les 237 estudiades.

Taula 39: Formació en injeccions d'aigua estèril a nivell lumbar.

	N (%)
Formació en injeccions d'aigua estèril	66 (27,8)
Formació en injeccions prèvia a l'especialitat	33 (13,9)
Formació en injeccions posterior a l'especialitat	29 (12,2)
Formació continuada en el servei en injeccions	13 (5,5)

El total d'hores de formació oscil·la entre 1 i 30 hores, amb una mitjana de 5,5 i una DE de 5,18hores. L'experiència oscil·la entre 1 i 10 anys, amb una mitjana de 3,i una DE de 2,23 hores.

Percepció de les llevadores formades en injeccions sobre la utilitat de l'aplicació d'aquesta teràpia.

Taula 40: Percepció sobre l'ús d'injeccions.

Indicacions en injeccions		**cap utilitat**	**poca utilitat**	**utilitat regular**	**bastant utilitat**	**molta utilitat**	**Total:**
Alleujar el dolor	N (%)	4(17,4)	4(17,4)	5(21,7)	6(26,1)	4(17,4)	23(100)

Aplicació de massatges

Formació de les llevadores en massatges sobre les 237 estudiades.

Taula 41: Formació en massatges.

	N (%)
Formació en massatges	108 (45,6)
Formació en massatges prèvia a l'especialitat	59 (24,9)
Formació en massatges posterior a l'especialitat	58 (24,5)
Formació continuada en el servei en massatges	24 (11,1)

El total d'hores de formació oscil·la entre 1 i 350 hores, amb una mitjana de 65,86 i una DE de 35,59 hores. L'experiència oscil·la entre 1 i 27 anys, amb una mitjana de 37,71 i una DE de 6,71 hores.

La percepció de les llevadores formades en massatges sobre la utilitat de l'aplicació d'aquesta teràpia es pot comprovar en la següent taula:

Taula 42: Percepció sobre els massatges.

Indicacions en massatges		cap utilitat	poca utilitat	utilitat regular	bastant utilitat	molta utilitat	Total:
Alleujar el dolor	N (%)		4(4,8)	18(21,4)	41(48,8)	21(25)	84(100)
Disminuir l'ansietat	N (%)	1(1,4)	1(1,4)	12(16,9)	34(47,9)	23(32,4)	71(100)

5.1.2 Anàlisi bivariant

S'ha procedit a establir les diferents relacions entre totes les variables estudiades a través de l'anàlisi bivariant.

De l'estudi de la possible relació entre la presència d'una banyera dins l'hospital *versus* la formació en hidroteràpia de les llevadores que treballen en aquell hospital, no s'han obtingut diferències significatives al respecte. De l'estudi de la possible relació entre l'existència d'olis essencials a l'hospital *versus* la formació en aromateràpia i massatges de les llevadores que treballen en aquell hospital, no s'han obtingut diferències significatives al respecte. De l'estudi de la possible relació entre l'existència del TENS a l'hospital *versus* la formació en la seva aplicació per part de les llevadores que treballen en aquell hospital, no s'han obtingut diferències significatives al respecte. De l'estudi de la possible relació entre l'existència d'aparells musicals a l'hospital *versus* la formació en musicoteràpia per part de les llevadores que treballen en aquell hospital, no s'han obtingut diferències significatives al respecte.

De l'estudi de la possible relació entre el gènere, el lloc de formació de l'especialitat, l'antiguitat de l'acreditació de l'hospital en ANPN, el tipus de contracte laboral, el nivell assistencial de l'hospital i els anys de dedicació en assistència al part normal, *versus* el nombre de TCA formades per les llevadores, global d'hores i global d'anys d'experiència, no s'han obtingut diferències significatives al respecte.

S'ha analitzat l'existència de la relació entre la variable edat i el nombre d'hores de formació de cada TCA per part de les llevadores. Els resultats obtinguts mostren correlacions positives i significativa entre elles.

Taula 43: Relació entre l'edat i la formació de cada TCA.

	Mitjana d'hores de formació en:	
Mitjana d'edat	hipnosis	(r=0,603; p=0,029)
	musicoteràpia	(r=0,438; p=0,032)
	tècniques de visualització	(r=0,418; p=0,003)
	aromateràpia	(r=0,613; p=0,004)

S'ha analitzat la relació entre l'edat i el nombre d'anys d'experiència en cada TCA. En els resultats obtinguts s'observa una correlació positiva i significativa entre elles.

Taula 44: Relació entre l'edat i els anys d'experiència.

	Mitjana d'anys d'experiència en:	
Mitjana d'edat	fitoteràpia	(r=0,576; p=0,005)
	hidroteràpia	(r=0,434; p=0,001)
	musicoteràpia	(r=0,604; p<0,001)
	tècniques de visualització	(r=0,766; p<0,001)
	acupuntura	(r=0,857; p=0,007)
	ioga	(r=0,563; p=0,002)
	aromateràpia	(r=0,610; p=0,012)
	massatge	(r=0,650; p<0,001)

S'ha analitzat la relació entre l'edat i el nombre de dones a les quals se'ls ha aplicat alguna de les TCA (en els 3 mesos anteriors a la realització del qüestionari). En els resultats obtinguts s'observa una correlació positiva i significativa entre elles.

Taula 45: Relació entre l'edat i nombre de dones.

	Nombre de dones:	
Mitjana d'edat	aplicació del TENS	(r= 0,814 ; p= 0,004)

S'ha buscat si existeix algun tipus de relació entre els anys treballats com a llevadora (en l'hospital respectiu) i el nombre d'hores de formació de cada TCA. En els resultats obtinguts s'observa una correlació positiva i significativa entre elles.

Taula 46: Relació entre els anys treballats i les hores de formació.

	Mitjana d'hores de formació en:	
Mitjana d'anys de treball	fitoteràpia	(r=0,389; p=0,041)
	hipnosis	(r=0,861; p<0,001)
	musicoteràpia	(r=0,409; p= 0,047)
	aromateràpia	(r= 0,485; p=0,030)

S'ha buscat si existeix algun tipus de relació entre els anys treballats com a llevadora (en l'hospital respectiu) i el nombre d'anys d'experiència en cada TCA. En els resultats obtinguts s'observa una correlació positiva i significativa entre elles.

Taula 47: Relació entre els anys treballats i els anys d'experiència de cada TCA.

	Mitjana d'anys d'experiència en:	
Mitjana d'anys de treball	fitoteràpia	(r=0,504; p=0,017)
	musicoteràpia	(r=0,553; p<0,001)
	acupressió	(r=0,577; p=0,039)
	acupuntura	(r=0,922; p=0,001)
	auriculopuntura	(r=0,996; p=0,004)
	tècniques de visualització	(r=0,862; p<0,001)
	ioga	(r=0,586; p=0,001)
	aromateràpia	(r=0,551; p=0,027)
	massatges	(r=0,696; p<0,001)
	reflexologia	(r=0,413; p=0,019)
	essències florals	(r=0,544; p=0,013)

S'ha comparat si existeix algun tipus de relació entre els anys treballats com a llevadora en assistència al part normal i el nombre d'hores de formació de cada TCA. En els resultats obtinguts s'observa una correlació positiva i significativa entre elles.

Taula 48: Relació entre els anys treballats en ANPN i les hores de formació de cada TCA.

	Mitjana d'hores de formació en:	
Mitjana d'anys de treball en ANPN	hipnosi	(r=0,720; p=0,006)
	musicoteràpia	(r=0,585; p=0,003)
	massatges	(r=0,333; p=0,012)

S'ha comparat si existeix algun tipus de relació entre els anys treballats com a llevadora en assistència natural al part normal i el nombre d'anys d'experiència en cada TCA. En els resultats obtinguts s'observa una correlació positiva i significativa entre elles.

Taula 49: Relació entre els anys treballats en ANPN i els anys d'experiència de cada TCA.

	Mitjana d'anys d'experiència en:	
Mitjana d'anys treball en ANPN	fitoteràpia	(r=0,466; p=0,029)
	hidroteràpia	(r=0,616; p<0,001)
	musicoteràpia	(r=0,720; p<0,001)
	acupressió	(r=0,754; p=0,003)
	acupuntura	(r=0,939; p=0,001)
	auriculopuntura	(r=0,979; p=0,021)
	tècniques de visualització	(r=0,600; p<0,001)
	aromateràpia	(r=0,803; p<0,001)
	massatges	(r=0,829; p<0,001)
	tacte terapèutic	(r=0,779; p<0,001)

Nombre total de formacions de les llevadores en TCA

S'ha investigat si existeix algun tipus de relació entre l'edat, els anys de treball de les llevadores a cada hospital i l'índex de parts d'Assistència Natural al Part Normal de cada hospital (percentatge respecte al total de parts de cada hospital) amb el nombre de formacions de les llevadores en TCA. En els resultats obtinguts s'observa una correlació entre elles.

Taula 50: Relació entre edat i anys treballats versus nombre de formacions.

	Nombre de formacions en TCA:
edat	(r= -0,284; p<0,001)
anys de treball	(r= -0,136; p=0,036)

No s'observen diferències entre l'edat i el global d'hores formatives ni amb el global d'anys d'experiència en TCA.

5.2 RESULTATS REFERENTS A LA METODOLOGIA QUALITATIVA

Les característiques sociodemogràfiques de les dones participants es resumeixen en la següent taula:

Taula 51: Característiques sociodemogràfiques de les puèrperes.

Puèrpera	Paritat	Zona habitatge	Formació	Tipus part	Edat	Any part
I	3r	rural	universitària	convencional	39	2012
II	1r	urbana	universitària	convencional	35	2012
III	1r	rural	universitària	natural	33	2011
IV	1r	rural	formació professional	convencional	39	2012
V	2n	rural	formació professional	natural	32	2011
VI	1r	urbana	universitària	natural	37	2012
VII	1r	rural	universitària	convencional	30	2012
VIII	2n	urbana	universitària	convencional	31	2012
IX	2n	rural	universitària	natural	37	2012
X	1r	rural	formació professional	convencional	32	2012
XI	1r	rural	formació professional	natural	32	2012
XII	1r	urbana	formació professional	natural	32	2011

Després de la transcripció es va procedir a l'anàlisi de les dades. Es va procedir a un anàlisi de contingut seguint el mètode proposat per Taylor & Bogdan. [134] En primer lloc la Fase de descobriment o pre-anàlisi en la que després d'una relectura de les dades es procedí a una identificació preliminar de temes, a una cerca de temes emergents, una primera elaboració provisional de tipologies i un desenvolupament de conceptes; a continuació es passà a la Codificació en la que es van identificar les categories, es procedí a una segmentació del text d'acord amb les categories establertes, es comprovaren les dades sobrants i es refinà l'anàlisi, a la vista del conjunt. Finalment es procedí a una relativització de les dades confrontant-les amb el context en el que s'havien obtingut i comparant-les amb la teoria per tal de crear un marc explicatiu.

Es va obtenir un total de 95 codis classificats en 4 categories:

- L'experiència del part.
- Les teràpies complementàries i alternatives.
- Les demandes als professionals.
- Els recursos hospitalaris.

Primerament enumerarem els codis que es van classificar en cada una de les quatre categories establertes.

L'experiència del part

Engloba tots aquells codis que fan referència a la manera en que les dones van viure el seu part. Inclou tres sub-categories: Expectatives, Vivències i Sentiments.

Taula 52: Codis referents a l'experiència del part.

Expectatives	expectatives		
	no expectatives		
Com van viure el part	bloqueig		
	concentrar-se		
	conscient		
	control dolor		
	descontrol		
	diferent		
	difícil		
	dolor	dolor de contraccions	contraccions bèsties
	dur		
	experiències anteriors		
	fàcil		
	lent	moltes hores	
	malestar		
	ment oberta		
	no saber què volia		
	no tenir forces		
	part natural		
	patir		
	peridural		
	preparació prèvia		
	presa de decisions		
	ràpid		
	recuperar-se		
	respecte al part		
	sentir el part		
	suport		
	tenir opcions		
	tirar la tovallola		
Sentiments durant el part	desànim		
	desesperada		
	desquiciada		
	esverada		
	incertesa		
	nervis		
	no espantada		
	pànic		
	por	por al part	por a la peridural
	saber greu		
	sentir-se sol		
	tranquil·litat		

Les teràpies complementàries i alternatives

Inclou tots aquells codis que fan referència a les TCA que han anomenat les dones durant les entrevistes i des les quals en tenen algun tipus d'informació i que en certs casos han usat. Dins aquesta categoria s'han identificat tres sub-categories: Coneixement, Efectivitat en el seu ús i Fonts d'Informació.

Taula 53: Codis referents a les TCA.

Coneixement	acupressió		
	acupuntura		
	banyera	corda	
	cadira de parts	butaques	
	dutxa		
	exercicis perineu		
	fitoteràpia		
	flors de Bach		
	hipnosi		
	homeopatia		
	ioga		
	massatges		
	música		
	pilota		
	posicions	caminar	moviment
	reflexoteràpia		
	Reiki		
	relaxació		
	respiracions		
	tacte terapèutic		
	visualitzacions		
Efectivitat del seu ús	acupressió		
	banyera		
	cadira		
	dutxa		
	fitoterapia		
	flors de Bach		
	homeopatia		
	ioga		
	massatges		
	mètodes alternatius		
	música		
	pilota		
	posicions	caminar	
	reflexoteràpia		
	Reiki		
	relaxacions		
	respiracions		
	tacte terapèutic		
	visualitzacions		
Informació rebuda	llibres		
	família		
	educació maternal		
	professionals		
	importància informació		

Demandes als professionals

Inclou tots aquells codis que fan referència a tot allò que expliquen les dones relacionat amb el que esperen dels professionals i que consideren pot influir en el desenvolupament i vivència del seu part:

Taula 54: Codis referents a les demandes dels professionals.

Professionals	acompanyament
	actitud
	activitats
	confiança
	excés de treball
	experiència
	formació
	informació
	oferiments
	seguretat

Els recursos dels hospitals

Inclou aquells codis que fan referència als recursos que les dones expliquen que els han ofert els hospitals per alleujar el desconfort en el part:

Taula 55: Codis referents als recursos dels hospitals.

Recursos	pocs recursos	
	banyera	corda
	cadira de parts	
	dutxa	
	música	
	no acupuntura	
	no banyera	
	no llum regulable	
	no màrfegues	
	no massatges	
	no reflexoteràpia	
	pilota	
	tele	

Procedim doncs, a descriure els resultats obtinguts de les entrevistes classificats segons les categories establertes anteriorment.

5.2.1 L'experiència del part

Referent a les Expectatives

Les dones es plantegen com serà el seu part durant la gestació, anticipen en la seva ment com creuen que es desenvoluparà i es fan un plantejament d'allò que desitgen:

"No volia,...no volia epidural, volia sentir un part i sentir un part natural. Viure com antigament que no hi havien aquestes coses doncs igual"(E 10)

"Volia estar bastant sola, amb la meva parella, que no em remenessin gaire, tenia idea que fos així, em venia de gust fer-ho a casa, com molt íntim, no tenia ganes d'estar en una sala freda...volia estar en un lloc càlid i tranquil. Això si que ho tenia clar. Pensava això que seria fàcil.. no tenia... crec que no tenia por, no ho se, crec...a veure.. tot lo nou inquieta una mica... però bueno. Pensava que passaria bé i ja està"(E3)

Algunes d'elles prefereixen no imaginar-s'ho i decidir quin tipus de part escullen segons l'evolució del part:

"Si, decidir sobre la marxa,..." (E7)

"Jo intentava no imaginar-me gaires coses perquè, per això que et dic suposo l'experiència de ma germana dient que va ser tan horrorós, o sigui jo havia vist molta gent que estava com frustrada de: jo volia el part així, em trobava gent, noies no? Jo volia el part així, i al final va ser així. Jo pensava doncs, tant te fa, ...vull dir...si pot ser natural millor però si al final t'han de fer algo perquè...perquè ha de ser diferent,...diguem...doncs que sigui diferent, no tenia com una...una pre idea molt forta, de dir jo vull que sigui així"(E6)

El plantejament del part forma part d'eleccions personals i voluntàries, les dones expressen convenciment en les seves decisions:

" Si si si. M'ho van oferir, però jo tenia claríssim que la volia l'anestèsia, això de passar mal perquè si.... pues no".(E3)

Referent a les Vivències

Tot i que les dones anticipen mentalment el seu part, la realitat no sempre coincideix amb allò que s'havia imaginat. Expectatives i vivències mostren una diferencia substancial quan es tracta de dones primípares. En el cas de les dones multípares, aquesta relació entre expectatives i experiències habitualment s'acompleix, tant en referència a les dones que desitjaven un part convencional i per tant més medicalitzat, com en aquelles que desitjaven un part natural, és a dir, la realitat s'assembla a allò que s'havien imaginat durant la gestació, com podem comprovar a continuació:

".... més o menys, m'imaginava per l'estil, però mai saps si trencaràs aigües o no... l'anestèsia, una meravella, això si.". (E1)

"M'havia plantejat... vaig pensar que si podia, també que fos natural, sense epidural... la idea principal que tenia és que fos part natural. No volia epidural i així va ser". (E9)

En el cas de les gestants primípares, en canvi, presenten unes experiències diferents. Algunes d'elles s'havien planificat i imaginat un part que no va acabar produint-se com pretenien, sobretot en quan a aspectes que fan referència a la facilitat del part i la rapidesa en l'evolució:

"Jo, la meva idea, idea...hi estava convençuda que volia un part natural. Però em vaig posar molt nerviosa, ah...i mira que vaig anar a fer ioga, vaig anar a les classes de prepart, m'ho vaig preparar tot perquè jo volia era un part natural, jo la meva idea era aquesta volia fer un part natural. M'hagués agradat molt ficar-me a la banyera per dilatar, jo la meva idea era aquesta... Però no ho sé, no volia,...no volia epidural, volia sentir un part i sentir un part natural. Viure com antigament que no hi havien aquestes coses doncs igual. Passa que em va saber molt greu demanar-la, perquè quan la vaig demanar semblava que....hasta em va dir la llevadora: no estàs demanant cap delicte ".(E8)

Una altra mare primípara manifestava:

"Pensava que seria... pues que les contraccions feien molta por, en les classes prepart ho havíem comentat. Les llevadores ens havien explicat com serien una mica, però clar, suposo que cada persona té el seu grau de dolor diferent... i jo, l'aguanto poc el dolor, i em feia molta por l'aspecte aquest, que durant el part fos molt dolorós... i no ... no no va ser tant com jo m'esperava... si".(E5)

Un altre exemple el podem trobar a continuació:

"...vull dir bastant ràpid. Crec que va anar bastant ràpid per les experiències d'altra gent veig que, crec que vaig anar bastant ràpid dintre de ser provocat".(E7)

No s'ha trobat diferencies en quant al tipus de formació de les dones, ni amb la seva zona de residència, en relació amb el tipus de plantejament que es fan sobre quina atenció desitgen.

Si que s'ha observat que les experiències i expectatives dels parts anteriors, poden influir directament en el plantejament de les eleccions de les dones en front al posterior part, com en el cas següent referent a una mare secundípara, que havia tingut un primer part natural:

"Vaig pensar que si podia, també que fos natural, sense epidural, ja que la recuperació és, per la meva experiència, és molt més ràpida.. lo que passa que.. va ser força ràpid.. i .. a les últimes contraccions, per dir algo, les vaig trobar molt, molt bèsties... però no vaig tenir temps de res que ja havia sortit... vull dir que molta idea era això, no patir gaire, que fos ràpid.. i Bueno, patir pateixes, però si que ràpid si que ho va ser i això... la idea principal que tenia és que fos part natural".(E9)

De vegades una primera vivència pot fer pensar en un plantejament diferent en un altre part, com en el cas d'aquesta mare que s'obre a la possibilitat de tenir un part més natural de cara a un proper fill:

"I la recuperació va ser molt ràpida,....no ho sé després...que potser després tinc un altre, no sé sap mai i torno a dir que vull l'epidural, i avui dic que vull un part natural perquè no ho vaig passar malament i el postpart després,...després de parir al cap de mitja hora jo ja vaig anar al lavabo,... caminant... tot molt ràpid i molt bé. Però clar, com cada cosa és un món i tot és un mons diferents....doncs no ho sé".(E10)

No obstant, les gestants que opten per un part natural afirmen fer un procés de preparació personal per afrontar el part, desitgen sentir l'experiència del procés i poder-la viure plenament en tots els sentits, per tant es tracta de dones que no només imaginen el part, sinó que actuen de forma activa per tal de poder-ho afrontar amb èxit, com podem observar en els casos següents:

"Jo penso que tot depèn amb qui et trobis durant el part, i la preparació que facis amb tu mateixa durant l'embaràs. Si tu creus que .. com aquell qui diu... vull un part natural perquè el vull, sé que és millor... però no et prepares tu personalment... ja pots tenir la mare Teresa de Calcuta al davant.. que no ho aconseguiràs...".(E3)

"O sigui, mai m'he plantejat el moment del part com a algo negatiu o saps que molta gent té por del dolor o de sentir... no jo volia que fos Bueno, una experiència molt real... de fet és l'experiència més gran de la vida.. llavors per a mi, jo volia ser molt conscient en tot moment i preparar-ho el millor possible".(E12)

En aquelles dones que s'han decidit per una atenció natural i no medicalitzada, el suport de la parella i dels professionals, és un aspecte clau a tenir en compte en la consecució de l'evolució del part natural. Per tal que la vivència sigui concordant amb les expectatives el paper dels professionals esdevé un factor fonamental:

"Perquè Bueno, el Xavi m'acompanyava a la seva manera.. però... en aquell moment, necessitava un: "va , si que pots, tu pots seguir endavant", necessitava algú que em recordés que si que podia aconseguir-ho com m'ho havia plantejat..." .... " Lo més fàcil és tirar pel dret i manipular una mica més el part. A no sé que tingui la consciència de part molt natural... Si algú et veu desesperat t'ajudarà com pot... o com creu que és millor amb lo qual si no és algú que sap com vols el part i sap que tu pots fer-ho... llavors és més difícil. Si la persona que t'acompanya sap lo que vols i que pots fer-ho...".(E3)

"O sigui....ells el que van fer va ser animar-me a continuar sense....em van animar....jo vaig veure que era un...el final penso em van animar a continuar sense..".(E6)

En aquelles dones amb idees clares, durant l'embaràs, referents a la voluntat d'un part natural, i que com hem esmentat s'han preparat per l'experiència amb una adequada preparació, la autoconfiança es mostra com dels aspectes que els ajuden a seguir endavant amb les seves decisions:

"Ja sé que és incert això... però em vaig sentir molt bé en tot moment, més que res que la confiança fa que hi hagi les persones adequades al moment adequat. I suposo que dintre mi, hi havia confiança perquè realment va passar així.. i confiança en mi per haver pogut arribar fins al final, no ho sé, confiava en que podria..."(E3)

Referent als Sentiments

Podríem afirmar que el plantejament del tipus de part que presenten les dones, va íntimament relacionat amb el tipus de percepció que tenen davant la manera d'afrontar el dolor de les contraccions.

"Però ara, al segle XXI no... ho trobo molt heavy haver de passar per aquest dolor. Al dentista no hi vas i dius: jo al dentista natural... a ningú se li acudiria perquè fa mal. I podent evitar tenir dolor... quines ganes de passar-ho".(E2)

Existeixen diferents motius en relació als arguments pels quals les gestants tenen tendència a demanar la peridural, podríem posar com a exemples: la por al dolor del part, el fet que elles mateixes creuen que no serien capaces d'aguantar el dolor:

"Jo voldria pensar que són les ganes de voler-ho o no voler-ho aguantar... però no , crec que no són les ganes... que realment cada persona ho nota d'una manera diferent.. i o es pot aguantar més o es pot aguantar menys... i jo crec que aquest tipus de dolor, jo no l'aguanto.."(E1)

També es troben casos en que s'expressa una la voluntat explicita d'evitar el dolor i el sofriment:

"Jo no em penso aguantar aquí com una campiona tal i com vaig estar fent ni ganes !!! va ser patir per patir... perquè després arribes cansada quan tens la criatura i clar t'has d'enfrontar a donar el pit..."(E2)

En referència a les primípares, val a dir que algunes d'elles opten per un part natural més per por a la "punxada" de la peridural que per convenciment. En aquests casos, quan arriba el moment del part, si el procés avança amb dificultat o és molt lent, es plantegen canviar d'opinió:

"...anava amb la idea totalment de part natural. No em tancava a res... o sigui que jo vaig firmar conforme si necessitava o en algun moment deia prou... que jo voldria la peridural si era necessari.. però em feia il·lusió que fos un part natural no ho sé.. i Bueno... diem que em podia més la por a l'epidural que la por del part. Això seria el meu resum.."(E11)

5.2.2. Les teràpies complementaries i alternatives

Referent al coneixement de les TCA

En general, les gestants han afirmat conèixer un nombre important de teràpies complementàries i alternatives, com poden ser la teràpia postural (les pilotes, diferents posicions de part..), les respiracions, la reflexoteràpia, les flors de Bach, el Reiki, la homeopatia, la fitoteràpia, la musicoteràpia, l'acupuntura, la ioga, els massatges, el suport continuat, la homeopatia i la hidroteràpia (dutxes d'aigua calenta, la banyera...):

"En coneixia però no en vaig fer servir més. No m'havia planificat... m'havia planificat això de poder-me moure, si feia servir la pilota doncs la pilota... i aigua calenta.. però no m'havia planificat ni reflexologia ni cap més teràpia"(E3)

Referent a l'efectivitat de l'ús de les TCA

No obstant, amb independència dels coneixements i expectatives que les gestants tenen sobre l'ús de les TCA en el moment del part, coincideixen en afirmar que l'aplicació real d'aquestes teràpies depèn dels professionals que les atenen.

Creuen que el nivell de formació dels professionals influeix en l'oferiment d'aquestes tècniques durant el part, les dones perceben la gran variabilitat de coneixements i habilitats entre els professionals:

"Llavors una altra sensació que tinc és que no tothom de l'hospital sap fer les mateixes coses....per exemple algú em va explicar que diu tenien una dona dilatant a dintre de l'aigua....i van haver de córrer a buscar ajuda perquè la noia que feia el part...la llevadora que feia el part....no havia fet mai un part a l'aigua....clar per exemple ara l'hospital té la banyera, no? Però clar la banyera l'has de...l'has de saber fer servir...si no que fas amb una dona parint allà dintre. Doncs, es veu que passen coses així.... de dir...tenim.....unes... o sigui les instal·lacions són més adequades per fer el part natural...però que encara falta gent que realment sàpiga assistir una dona amb part natural "(E6)

"Crec que cada cop més , per exemple aquí, potser hi ha diferents llevadores... potser hi ha les de més de tota la vida... més "xapada a l'antiga", per dir alguna cosa, i hi ha gent, una noia que és més jove i que és aquesta la que em va donar la homeopatia i tal.. penso que amb qui tinguis com més afinitat... doncs a l'hospital si ja hi ha professionals.. doncs jo començaria per aquí, a demés, per proximitat i tot... jo crec que cada cop més, les llevadores joves... o sigui... Bueno crec que en general es van formant al llarg de la vida, vull dir que saben... que et poden donar molta informació per començar"(E12)

Algunes d'elles es plantejarien utilitzar-les si els les oferissin:

"Clar, amb formació per fer...per ajudar a travessar....tot el dolor sense anestèsia..." ...... "Potser m'hagués anat bé en aquest sentit. Alguna cosa més alternativa i natural... si m'haguessin dit, mira amb això millorarà el dolor.. i no és anestèsic.. a lo millor ho hagués provat. Perquè no ? si si...".(E6)

En relació a les teràpies usades, les dones valoren favorablement les tècniques de respiració, els canvis posicionals, la pilota, els massatges, la homeopatia per dilatar, la ioga.... ara bé, la percepció d'aquesta utilitat és totalment individualitzada segons les experiències viscudes:

" La pilota, els moviments, la respiració.. si em van ajudar molt"(E3)
Versus:
"...però quan és l'hora de la veritat... respires més aviat com pots més que com vols respirar..."(E11)

"...ioga, ioga per embarassades, ...i clar jo no sabia quan m'havia d'apuntar... I això em va anar molt bé, per les posicions que fèiem, em mobilitzava, saps? durant l'embaràs jo em notava més àgil, més...em vaig trobar molt bé, em va ajudar molt per aprendre a respirar". (E6)
Versus:
"Vull dir que si, que havia fet preparació de ioga però.. això per a mi, no em va ajudar.. no.. poder tampoc perquè no hi he cregut mai amb la ioga.. hi he anat perquè em van dir que aniria bé i de tot... però com que era una cosa que hi anava perquè tocava fer-la ... perquè m'anés bé el part.. i de tot.. poder no hi anava tant predisposada i poder per això tampoc em va ajudar.. la veritat és que no ho sé... hi ha gent que els agrada molt el ioga.. a mi buf... necessito més moviment, i el ioga m'avorreix".(E12)

Cal puntualitzar que les dones, que manifesten molt clarament que opten per una analgèsia peridural, no presten massa atenció a les TCA, en coneixen algunes però no en profunditat. Argumenten que no són del seu interès:

"Jo pensava que volia allò (peridural) i ja està. Lo altre no em servia.."(E1)

Referent a les fonts d' informació

S'observa que les dones entrevistades han acudit majoritàriament a les classes de preparació a la maternitat ofertes des dels centres d'atenció primària. Les dones manifesten que la informació que tenen prové fonamentalment d'aquestes classes, on es dona informació en temes que fan referència a l'alleujament del dolor del part, tant amb mètodes més convencionals (com seria amb analgèsia peridural), com amb mètodes més alternatius i complementaris:

"Sí vam parlar del part natural, el d'epidural i el de cesària, van parlar de tots tres". (E10)

Hi ha dones, però que cerquen més informació, volen aprofundir mes en referència a tot el procés de la maternitat i la seva atenció, sobretot ens referim a gestants primípares, que obtenen informació d'altres fonts com Internet, llibres i experiències d'amics i familiars, tot i que tenen molt clar que cal recórrer als professionals per trobar fonts fiables. No hem observat diferències entre el tipus de formació que presenten ni el lloc on viuen, en relació a les fonts de les quals obtenen la informació:

"Llavors, entre que vaig tenir les ganes de veure quines opcions hi havien de cara el part ... també vaig fer algun curs a Lleida que feien les llevadores que eren molt a favor del part natural... res, un curs puntual, però em van donar ganes de saber-ne més... llavors vaig estar llegint bastant.. em vaig informar molt dels pros i contres de cada cosa... d'estar amb epidural, del part natural .. i cada cop em decantava més pel tema del part natural perquè veia que era molt més afavorida per a mi i perquè jo volia viure molt el part... Perquè per Internet, si tenia alguna cosa a vegades això, però no m'acabava de fiar, perquè hi ha coses que t'agraden i hi ha coses que les exageren molt a Internet. I pensava que si hi ha gent que no en sap, t'està dient una cosa que potser a tu no et va igual de bé. Més val demanar a un professional i saps que al menys et quedes més tranquil." (E12)

5.2.3 Les demandes als professionals

Les dones expressen demandes dirigides als professionals sanitaris, elles ho resumeixen en queixes cap a la manca d'informació, en demandes encaminades a millorar la informació que els professionals ofereixen i en valorar positivament el procés informatiu rebut:

"Bé....mai se m'ha informat sobre....ni...tècniques, ni maneres, ni del part natural, res...absolutament res,...".... "Però la sensació que, que, que...clar jo tinc molt poca informació d'una cosa i d'una altra. A mi tampoc ningú m'ha explicat tampoc els efectes secundaris de l'epidural, que n'hi han, ningú s'ha dedicat a explicar-me'ls, que també estaria bé. Tampoc m'han explicat les coses bones del part natural, tampoc ni els efectes secundaris del part natural que també n'hi han vull dir, clar tot té una cara i una creu. Però com que no hi ha la informació, és bueno...".(E8)

"Ah si, a mi si que m'agrada que em vagin informant, ara això ara allò, i si pot ser el perquè... no cal que sigui molt tècnic, però una miqueta si. Trobo que amb informació vas més tranquil"(E11)

Però també demanen que els professionals que els hi donen atenció disposin d'una adequada formació i preparació i estiguin capacitats per donar suport:

"Que la persona que t'assisteixi al part natural, clar com més preparada millor,....en les tècniques, això de....això.... alternatiu,...això de massatges,....o respirar....o no ho sé, però vull dir que et puguin acompanyar molt,..."(E6)

Les dones sol·liciten també habilitats psicològiques i socials als professionals per tal que siguin capaços de detectar les necessitats de les dones sense que aquestes ho hagin de verbalitzar explícitament; perquè això pugui ser una realitat expressen com a fonamental un tracte personalitzat:

"Ja sé que és complicat... però un demanaria un tracte més personal i .. sé que és difícil per l'estona que hi estàs.. però... que intentessin llegir entre línies cada un què necessita. Crec que una cosa és oferir-ho i l'altre cosa és poder... per exemple... per l'historial que puguis tenir.. que puguis portar allà.... perquè més papers i més històries que et fan i controls... que puguin intuir per exemple quin tipus d'ajuda et puguin oferir o .. crec que no ha de ser tant difícil".(E9)

Les gestants valoren molt favorablement la seguretat, el coneixement i la confiança en els professionals que les atendran durant el part, en aquest sentit manifesten que els agradaria conèixer i escollir el professional que les atengués, per millorar els nivells de confiança:

"Però seria bo que tu com a mare, poguessis escollir a qui t'agradaria tenir a nivell professional.... jo vaig estar molt contenta, però també crec que seria bo que la futura mamá pogués escollir a qui vol tenir a nivell professional a nivell del paritori... més a nivell de confiança....".(E5)

"Doncs és això, per això dic que depèn molt de les experiències, ho faries d'una manera o ho faries d'una altra, per això és molt important l'acompanyament ".(E8)

També demanen dels professionals i del Sistema Sanitari la possibilitat de prendre decisions informades:

"Si , suport per part dels professionals... però en el moment que tens les contraccions més fortes que et diguin... que et calmin entre cometes... o que t'expliquin una mica com vas..".... ***"però que sobretot fóssim nosaltres les que decidíssim com volíem el part.."****(E9)*

5.2.4 Els recursos dels hospitals

Els recursos hospitalaris poden influir en l'elecció de les dones del lloc on volen tenir el part:

"Bueno primer de tot mirar l'hospital què t'ofereix. Si tu veus que té varies opcions i confies amb la llevadora i tal.. pues perfecte"(E12)

La demanda y cerca d'aquests recursos, referents a les TCA, és totalment individualitzada segons el tipus de part que s'han plantejat i els recursos que esperaven disposar. Algunes d'elles creuen que aquests recursos són insuficients:

"Hi havien moltes,...o sigui....la gràfica (pla de naixement) deia moltes coses, però llavors en realitat a l'hospital d'aquí .. tampoc no hi era tot. És a dir massatges per exemple no hi havien. Hi han coses que no les donaven aquí, o sigui estaven a la llista perquè és el formulari típic, em sembla que hi ha com un formulari bàsic però no està adaptat, no és personalitzat de l'Hospital ..."(E6)

"... i la veritat és que les instal·lacions que hi ha aquí a l'hospital ... vull dir... és un hospital petit, no tenen ni banyera, no tenen moltes coses que a altres hospitals tenen i que poder si ho tinguessin hi hauria més gent que ho faria. Vull dir que si tenen ... que si et vols dutxar et dutxes.. però crec que és diferent que tenir un lloc on et puguis banyar tranquil·lament ... "(E7)

Algunes dones no els han utilitzat i/o quan els han provat no han pogut constatar-ne utilitat per l'alleujament del dolor. En aquests casos opinen que els recursos disponibles són suficients:

"Penso que amb la part nova que han fet i això.. ara, no sé, vaig trobar que hi havia molts recursos entre la pilota, la bandera... (es refereix a la corda), l'únic que jo no vaig necessitar tanta cosa, perquè el que em va anar més bé va ser caminar, jo volia utilitzar la pilota, em feia il·lusió, però no la vaig poder utilitzar perquè no m'anava bé... també et donaven la opció de la banyera... que per cert és molt maca i gran i està molt bé... ara em faria gràcia inclús provar-la, sense tenir el mal aquell... però en aquell moment tant me feia, el que poder em calmava més era caminar. Però trobo que hi ha molta cosa ara... et donen molta opció a utilitzar moltes coses..."(E11)

6. DISCUSSIÓ

Segons les dades publicades pel Servei Català de Salut (SCS), existeix un augment creixen de sol·licituds de les dones en Assistència Natural al Part Normal (ANPN). L'any 2007 hi va haver 1386 sol·licituds i l'any 2011 n'hi va haver un total del 6834. [132] Podem assenyalar, en aquest sentit, com a limitació de l'estudi el fet que no es poden comparar les proporcions d'aquests tipus d'assistència al part entre els hospitals estudiats doncs s'ha pogut objectivar una diferència de criteris d'inclusió en el terme de "part natural". Segons el Protocol de la Generalitat de Catalunya, l'Assistència Natural al Part Normal és aquella "que es presta durant el progrés del part, que consisteix en la mínima intervenció obstètrica, de manera que només s'intervé en el part quan sigui estrictament necessari amb la finalitat de resoldre algun problema", [81] però s'ha pogut comprovar que no tots els hospitals apliquen el mateix criteri en la seva definició vers el part natural. Alguns centres prenen com a referència les sol·licituds del pla de naixement que finalitzen amb part vaginal eutòcic; altres centres, calculen les dades exclusives de parts eutòcics que s'han produït sense anestèsia o només amb anestèsia local, sense tenir en compte les sol·licituds de les dones. Segons els resultats obtinguts en el present estudi, la proporció de parts sotmesos a l'aplicació del protocol d'ANPN era d'un 18,38 % del total de parts en 22 dels hospitals acreditats. Espar en el llibre publicat l'any 2011 fa referència a que un 3% de les dones demanen un part natural. [135] Tot i que es no poden comparar aquestes dades, si que es pot observar un augment creixent de les esmentades sol·licituds de plans de naixement publicades per la Generalitat de Catalunya: l'any 2006 hi va haver un total de 600 sol·licituds versus un total de 4752 de l'any 2011. [132] Aquest augment podria explicar-se com a conseqüència d'una major sensibilitat de les dones, dels professionals i dels sistemes sanitaris respecte a la presa de decisions de les dones que afecten al seu entorn de part, decisions que poden incloure l'ús de les teràpies complementaries i alternatives.

Seguidament procedirem a fer la discussió agrupant-la segons l'ordre dels objectius secundaris elaborats i formulats en la metodologia de l'estudi.

Objectiu: descriure el perfil professional de les llevadores que donen suport a l'atenció natural al part normal en els hospitals de referència (d'Assistència Natural al Part Normal)

Una dificultat afegida fou la inexistència d'un cens de llevadores que donessin assistència en els hospitals acreditats per a l'atenció natural al part normal. L'any 2010 es va obtenir un primer càlcul de la població d'estudi: 500 llevadores. Uns cens exacte no existeix, hi ha llevadores suplents que treballen a diferents hospitals i l'actual crisi econòmica ha provocat que es reduís el nombre de contractes temporals. A principis del 2012 es va iniciar la distribució els qüestionaris del present estudi, se'n van entregar 465. El percentatge de respostes fou del 54,06%, oscil·lant entre el 13'33% i el 100% en els diferents hospitals estudiats. Un possible argument al percentatge de no respostes seria que les llevadores sense cap tipus de formació en TCA no van complimentar el qüestionari o estaven poc motivades per respondre qüestions referents a les TCA. Tanmateix però la taxa de resposta obtinguda s'aproxima a la que han obtingut altres autors, així en l'estudi elaborat per Hanstings-Tolsma (75) el percentatge de respostes obtingudes mitjançant qüestionaris administrats per correu va ser del 45%. D'acord amb la taxa de respostes esperada en els qüestionaris s'aproxima al 60% segons Fincham. (136)

↳ Com s'ha comentat en els resultats: les característiques de la població estudiada són fonamentalment dones, que s'han format com a llevadores a Catalunya, d'una mitjana d'edat de 41 anys, que treballen a jornada sencera, amb una formació de menys de 15 anys d'especialitat, amb una mitjana de 9 anys d'experiència a l'hospital on treballen i amb uns 6 anys d'experiència en assistència al part normal. Aquestes dades s'assimilen a les dades obtingudes en l'estudi de Hanstings-Tolsma (75) qui va descriure el perfil de les llevadores enquestades en el seu estudi amb una mitjana d'edat aproximada de 42 anys i amb una mitjana de 8,4 anys d'experiència. No s'ha trobat cap estudi a nivell de l'Estat Espanyol que descrigui les característiques o perfils de les llevadores.

↪No s'han detectat diferències objectivables entre el nivell hospitalari del centre on treballen les llevadores respecte a la formació en TCA, ni tampoc en quant a l'antiguitat de l'acreditació de l'hospital en ANPN.

↪ S'ha trobat una correlació negativa entre l'edat i els anys de treball de les llevadores a l'hospital. Això significa que a més edat i més anys d'experiència menys formació. Forcades en la seva tesi doctoral elaborada l'any 2004, fa referència a l'edat com a factor inversament proporcional a l'actitud positiva sobre les medicines alternatives i els estudiants de medicina de Catalunya. (21) L'edat pot influir en les actituds respecte a les TCA. (137) Fernández i Cook argumenten que la formació actual en aquestes tècniques, depèn d'iniciatives individuals, per la qual cosa es podria explicar la no formació com a manca de temps, poc interès al respecte o falta de mitjans, escassa motivació i manca de temps en poder-les aplicar. (55,138) L'escepticisme i la resistència al canvi poden ser obstacles que interfereixen en la formació i aplicació de les TCA. (139)

Objectiu: Identificar el nivell de capacitació i d'utilització de les TCA per part de les llevadores que treballen en els hospitals de referència

↪Bjerså durant l'any 2012 parlava d'un 80 % de formació en infermeres respecte les TCA, tot i que les infermeres estudiades creien que seria molt útil saber més al respecte; (140) en l'estudi publicat per Fernández sobre infermeres que donen cures als pacients oncològics de l'Hospitalet del Llobregat es mostrava un percentatge de formació del 58,8 %. (138) El COIB en el document publicat sobre les bases per a l'acreditació de la competència dels professionals infermers en teràpies naturals i complementàries, refereix que un 25'5% de les infermeres utilitza teràpies dolces. (18) Com a contrapartida, Shorofi parla d'un 60% d'infermeres no formades en TCA. (141) A nivell mèdic Wiebelitz feia referència a un 90% de metges que no se'ls havia ensenyat mai TCA. (142) Segons Forcades, els estudiants de medicina creien tenir un coneixement suficient de les medicines alternatives en un 54% dels casos, però després d'una avaluació mitjançant un examen proposat, el coneixement real era inferior (43%). (21)

↪ En el present anàlisi, sembla que no existeixen diferències significatives en quant a la formació en TCA i els diferents orígens de formació de l'especialitat de les llevadores. Com s'ha pogut objectivar, la legislació de les TCA i conseqüentment, la formació en TCA per part dels professionals de la salut, incloses les llevadores, a nivell mundial és molt heterogènia entre països. A l'Estat Espanyol la formació de les llevadores va canviar a partir de l'any 1992: [(70)] es va iniciar la formació, interrompuda durant quasi deu anys, mitjançant un nou programa d'estudis en el que l'especialitat es desvinculà definitivament de les Facultats de Medicina i es plantejà sota la direcció i tutela de les pròpies llevadores. [j] [(143)] Aquest fet té una rellevant importància ja que ha provocant una homogeneïtzació dels programes formatius de l'especialitat, amb un major protagonisme i autonomia de la llevadora com a professional especialitzat en l'atenció al part normal; aquest fet ha coincidit en el temps amb el procés social de demanda d'una atenció menys medicalitzada, evolució que s'ha produït de manera paral·lela.

↪ Harding & Foureur, en un estudi dirigit a investigar la utilització de les teràpies per part de llevadores que treballen en l'àmbit d'atenció primària a Canadà i Nova Zelanda, demostra que un 53% de les llevadores utilitza les TCA. Aquests dos països inclouen les TCA dins el seu currículum formatiu bàsic, fet que suggereix que si les llevadores estan formades al respecte, apliquen, aconsellen i usen les TCA. [(144)] Segons Hanstings-Tolsma un 57'9% de les llevadores no ha realitzat mai cap formació en TCA i un 63 % no disposen de la inclusió de les TCA en els plans formatius. [(75)] Es podria suposar que les llevadores formades en països del nord d'Europa, on tenen una cultura de parts naturals més arrelada que el nostre país, presentessin més formació respecte les TCA. En el present estudi no s'objectiva la presència de diferències de formació de les llevadores en TCA i el lloc de formació de les mateixes, per la qual cosa, no s'objectiven aquestes diferències. Les troballes bibliogràfiques parlen d'una insuficient evidència formativa: Wiebelitz, en una enquesta realitzada a set escoles d'obstetrícia en Alemanya, cita que la oferta

---

[j] Segons *el REAL DECRETO 183/2008,* [(143)] *de 8 de febrero, por el que se determinan y clasifican las especialidades en Ciencias de la Salud y se desarrollan determinados aspectos del sistema de formación sanitaria especializada,* es creen les Unitats Multiprofesionals per a la formació dels especialistes en Ciències de la Salut, que unifica sota una mateixa direcció docent la formació de ginecòlegs i llevadores. A Catalunya aquest fet a suposat la desvinculació de la formació de les llevadores de la Universitat.

formativa és insuficient pel 88% de llevadores; [142] Rüdiger, fa referència a que el 88'4% de les llevadores creuen tenir una minsa formació en aquest àmbit. [47] A Anglaterra, tot i incloure formació en TCA dins el programa de formació de les llevadores, Warriner en l'any 2013, planteja que el coneixement en TCA en l'àmbit obstètric no és suficient. [36] El Reial Col·legi de Llevadores del Regne Unit recomana que les llevadores amb formació inadequada sobre les TCA, derivin a les dones a professionals més capacitats quan sigui oportú (només un petit nombre d'aquests cursos impartits proporcionen els coneixements i habilitats adequats perquè les llevadores puguin aplicar les TCA a la pràctica clínica).[36]

En el present estudi un 89% de les llevadores estan formades en alguna de les TCA enquestades. És un percentatge bastant elevat de formació en comparació amb els estudis anteriorment citats, però cal recordar que l'estudi s'ha realitzat exclusivament en hospitals públics acreditats per l'Assistència Natural al Part Normal. No s'ha trobat cap estudi que faci referència al percentatge de formació de les llevadores en TCA dins l'Estat Espanyol.

Com s'ha esmentat anteriorment, les TCA que presenten més formació són les tècniques de respiració i relaxació, el recolzament continu, la teràpia postural i l'aplicació de compreses en el perineu. Aquestes teràpies formen part de la formació bàsica de l'especialitat de llevadores espanyoles i són tècniques de suport i acompanyament que s'entenen com a pràctiques habituals en l'exercici de la parteria. Si aquestes teràpies comuns en la formació de l'especialitat, s'exclouen del nombre total de formacions obtingut en el nostre estudi, s'objectiva que un 30% de les llevadores està formada en altres TCA que podríem anomenar teràpies *"més específiques"*. La formació en aquestes teràpies és totalment voluntària i va a càrrec de la motivació, implicació i recursos de cada llevadora.

Objectiu: Explorar la percepció del grau d'utilitat de les TCA per part de les llevadores que treballen en els hospitals de referència

↪ Hi ha evidència que les llevadores recomanen l'ús de les TCA a les dones gestants. [145] En el present estudi es posa de manifest que les llevadores les utilitzen i apliquen durant el part. Adams, manifesta que cal més investigació al respecte de l'ús de les TCA en la gestació, [146] alguns estudis susciten que l'ús de la medicina tradicional no s'associa significativament amb esdeveniments obstètrics adversos, [147] altres estudis suggereixen que les llevadores no creuen que els efectes adversos de les TCA sigui un problema potencial en quant al seu ús. [146] Existeixen divergències d'opinions sobre l'ús de les TCA per part de les llevadores, algunes d'elles creuen que es necessita evidència més solida per aconsellar-les, d'altres creuen que les TCA són útils i segures durant la gestació. Realment es fa palès una gran divergència d'opinions al respecte. [145]

↳ Wiebelitz, [142] exposa que aproximadament el 25% de llevadores apliquen amb freqüència les TCA. Hanstings-Tolsma calcula que un 78% de les llevadores utilitza TCA, mencionen l'ús de la fitoteràpia (85% dels enquestats les havia utilitzat coma a mínim un cop), de preparats biològics (82%), de teràpies manuals (47%), d'intervencions ment-cos (80%) i d'intervencions sobre la dieta i l'estil de vida (90%). [75] El present estudi presenta una limitació en quant als càlculs de l'aplicabilitat d'aquestes tècniques. En els resultats obtinguts s'ha pogut observar que hi havia llevadores que valoraven la utilitat però no escrivien el nombre de dones i al revés, fet que ha fet inviable un càlcul estimat al respecte.

↳ Les llevadores formades en tècniques de relaxació, hidroteràpia, recolzament continu i aplicació de compreses al perineu, creuen que la seva aplicació és bastant o molt útil per alleujar el dolor de part, fet que coincideix amb els resultats dels estudis d'evidència d'aquestes teràpies. [79-81] Precisament són aquestes les tècniques amb més formació ja que formen part del currículum basic de la formació de l'especialitat de llevadores.

↳ Les llevadores formades en ioga, aplicació d'agulles d'acupuntura, hipnosis, TENS i aplicació d'injeccions d'aigua estèril a nivell lumbar, creuen poc en la seva utilitat. Aquestes són tècniques amb poca formació per part de les llevadores. Són TCA que no formen part del currículum bàsic de la formació de l'especialitat, tot i que existeix evidència científica que recolza el seu ús. [87,88,104]

No és fins 2012, que s'aconsella limitar la pràctica en l'aplicació de les injeccions a nivell lumbar en espera de més evidència. [95] En quant a aquests resultats obtinguts, ens podria fer pensar en el desconeixement de les recomanacions institucionals sobre aquestes tècniques per alleujar el dolor. Segons Adams, conèixer-les i aplicar-les pot ajudar a reduir el risc d'aparició d'efectes adversos i maximitzar la utilitat potencial que aquestes tècniques tenen, comenta que aquest és el primer pas pel desenvolupament d'una base d'evidència sobre el tema, que oferirà idees als gestors vers la millora de les cures enfocades al procés de la maternitat. [14]

Objectiu: Identificar els recursos específics existents en les àrees de parts catalanes per a l'atenció natural al part normal

Com ja s'ha citat anteriorment, a Catalunya les accions realitzades per a implementar les recomanacions de les estratègies del *Sistema Nacional de Salud* per a l'atenció al part normal, es poden resumir a l'adequació d'infraestructures (ja sigui en l'adquisició de material als 32 hospitals que formen part actualment de l'Assistència Natural al Part Normal, com en la reforma estructural d'aquests centres), a la formació de professionals a través de cursos i a altres projectes. Les nostres troballes mostren que:

↳ Un 42'9% dels hospitals acreditats disposen de banyera. En referència als recursos per a poder aplicar la teràpia postural, quasi tots els hospitals disposen de materials com són coixins, màrfegues, balancins, hamaques i cadires de part. Només hi ha un hospital que no té llit de parts. Per a l'aplicació de la musicoteràpia, no tots els hospitals disposen d'aparell de radio-cd-mp3 o fil musical tot i que és un recurs força econòmic aconsellat pels tots els organismes referents. Un 32'1% dels hospitals tenen un aparell d'estimulació elèctrica cutània (TENS). Queda evidenciada la gran heterogeneïtat de recursos en els diferents centres.

Objectiu: descriure la percepció de les dones sobre l'aplicabilitat i ús de les TCA

↪ En el present estudi s'observa que la paritat influeix a nivell de les diferències percebudes en quant a les expectatives i experiències del part. Aquest resultat és similar a un estudi realitzat per Slade quan analitzà la satisfacció de 81 primípares, i on conclou que existeix una important discrepància entre les expectatives i les experiències de les gestants primípares. (148) Alguns autors fan referència a la relació existent entre la insatisfacció i la no cobertura de les expectatives prèvies. (149) Les experiències dels parts anteriors influeixen en les eleccions de les dones de cara al següent part, tant en referència a les dones que desitgen un part natural com en les que desitgen un part convencional. Les que desitgen un part natural, ho solen fer per conviccions personals, per filosofia de vida, i per viure l'experiència en tots els sentits, (135) les que desitgen la peridural, solen fer-ho per considerar que cal evitar el dolor, que disposem de recursos tècnics per evitar-ho, i per elles la peridural constitueix un bon mecanisme de control del dolor. (150) El control del dolor és un tema rellevant per a les dones. Segons la percepció del significat que per elles té el dolor es plantegen diferents alternatives per a l'assistència al naixement; aquest plantejament determina la cerca d'informació, el sentit d'elaboració del pla de part i les expectatives creades.

↪ Per les dones que desitgen una atenció al part natural, l'aplicació i ús de les TCA, es planteja com un tema fonamental que mereix ser aprofundit. L'existència d'aquests recursos i la seva aplicació, pot ser de gran utilitat per a les dones i millorar la seva satisfacció. Gredilla comenta que la presència de dolor, en un grau que provoca patiment a les dones, és un factor determinant d'insatisfacció. (150) En l'estudi elaborat per Bravo fa referència a que mantenir el control del dolor durant el part, l'expertesa i el recolzament dels professionals són factors que augmenten la satisfacció de les dones. (151)

↳ Dels resultats del present anàlisi se'n desprèn que les dones valoren el suport continuat, la professionalitat i la confiança en els professionals i el respecte de les seves decisions, aspectes que cal tenir en compte en quan a l'atenció percebuda. Aquest anàlisi coincideix amb les valoracions de Hauck, quan puntualitza la importància del recolzament dels professionals vers les dones, en la presa de decisions referents al seu procés de part. [152]

↳ Els mètodes no farmacològics per alleujar el dolor del part, han anat guanyant força interès gràcies al moviment a favor de les pràctiques d'humanització al part. [153] Segons Seoane, en un model d'atenció al part medicalitzat, els professionals de la salut corren el risc de decidir unilateralment què és beneficiós per la dona, segons els seus propis criteris. Un model d'atenció al part més humanitzat ha de tenir en compte l'autonomia de la dona en la seva presa de decisions, respectar-ho és una obligació dels professionals assistencials i implica reconèixer la capacitat de la dona per a prendre aquestes decisions i dur-les a la pràctica segons els seus valors. [34]

↳ Les gestants, durant l'embaràs, busquen informació dels professionals de la salut per ajudar-les en la presa de decisions; en el present estudi, la majoria d'aquesta informació prové de les classes de preparació al part. Les gestants que desitgen un part natural coneixen en més profunditat alguns mètodes més específics per alleujar el dolor del part. La resta de característiques dels perfils estudiats, no divergeix en quant a l'ús i aplicabilitat de les TCA. Tot i que alguns autors relacionen un nivell educatiu alt i la possibilitat d'un major nivell de coneixement del part i tot el que l'envolta, [150] en el present estudi no s'ha observat que el nivell formatiu de les dones tingui relació amb el coneixement de les TCA. El fet de disposar de més informació fa que les dones estiguin més receptives en quan a l'aplicabilitat i ús de les TCA, tot i que la percepció de la utilitat de les TCA segons les dones presenta una valoració individualitzada, mediatitzada per l'opció que han pres en quant al tipus d'atenció convencional o natural que demanden.

↪ La responsabilitat d'assessorar a les dones sobre les TCA inclou la revisió de la literatura sobre la seguretat, riscos, beneficis i aspectes ètics de les diferents modalitats terapèutiques comenta Kaler l'any 2002. [122] Aquest fet presenta un gran desafiament pels professionals que atenen el part, [122] especialment les llevadores que acompanyen a aquestes dones en l'atenció al part normal, desafiament que fa referència als coneixements i la formació adequada en TCA.

7. CONCLUSIONS

↬ Observant els resultats podem comprovar com un alt percentatge de llevadores (70%) no disposa d'uns coneixements adequats i específics en teràpies complementàries i alternatives.

↬La formació de les llevadores en TCA actualment és totalment voluntària i va a càrrec de les motivacions, implicacions i recursos de cada llevadora, la formació de les llevadores es correlaciona negativament amb l'edat i els anys d'experiència en parts.

↬Caldria considerar la inclusió de la formació en TCA en termes de seguretat i evidencia científica, en els currículums de formació de les llevadores o en tot cas programar formació postgraduada en aquest sentit.

↬Adequar les instal·lacions i els recursos a les necessitats de les dones i homogeneïtzar la oferta en TCA en els centres acreditats per l'atenció natural al part normal és un aspecte a seguir millorant.

↬Existeix poca evidencia científica en algunes de les TCA que es poden usar en l'alleujament del dolor del part. Cal motivar als professionals perquè es formin i investiguin al respecte, així com les aconsellin i les utilitzin amb criteris de rigor científic.

↬Les dones confien en els professionals i especialment en les llevadores com a font d'informació fiable i acudeixen a la consulta i als cursos de preparació al part per poder prendre decisions informades.

↬Les dones tot i que majoritàriament coneixen algunes TCA, detecten variabilitat en la formació dels professionals que condiciona l' aplicació efectiva de les TCA a l'hora del part. També detecten variabilitat en els recursos disponibles en els hospitals.

↪És obligació dels professionals respectar aquelles decisions que han pres les dones per a l'atenció durant el part, també sobre l'ús de les TCA per alleujar el dolor. Les dones però, demanen suport i diàleg, aspectes que cal aprofundir en les competències ètiques i comunicatives de les llevadores.

8. CONSIDERACIONS FINALS

Les diferències d'oportunitats en l'atenció de les dones, degudes a la heterogeneïtat en la formació dels professionals i als recursos dels centres hospitalaris condueix a un tractament desigual en l'atenció que oferim.

Una distribució equitativa implica igualtat d'oportunitats per oferir a totes les dones que volen que el seu part sigui atès d'una manera més humanitzada i utilitzant mètodes no farmacològics d'alleujament del dolor al part, la possibilitat d'aconseguir-ho. És doncs la responsabilitat per part del govern i dels professionals implicar-se en aquest àmbit, procurar una adequada formació i potenciar la investigació al respecte per a poder aconsellar i educar a la població vers l'ús de les TCA.

La realització d'aquesta tesi, parteix del convenciment personal de l'autora en que cal potenciar la reflexió sobre la necessitat de destinar més recursos econòmics en l'àmbit de l'atenció natural al part normal amb la finalitat de disminuir el nombre de parts distòcics i per tant, disminuir el cost econòmic global d'aquest procés d'atenció. La literatura mostra que l'atenció natural del part normal s'associa a millors resultats obstètrics i menys instrumentació. L'anàlisi i discussió dels resultats ens permeten objectivar que cal destinar més fons en l'àmbit de les teràpies complementàries i alternatives i la seva relació en l'àrea de l'obstetrícia, tant genèricament com específicament, s'obre un nou camí per seguir investigant.

La regulació del sector de les TCA és una assignatura pendent a realitzar, necessària i indispensable. No és una tasca senzilla la de regularitzar aquest tema, doncs hi ha diversitat de criteris , tampoc hi ha consens a l'hora d'establir quines tècniques caldria englobar-hi. Considerem seria d'utilitat poder separar aquelles tècniques amb finalitats terapèutiques, per tant aplicables per professionals de la salut, respecte d'altres tècniques amb altres finalitats com proporcionar benestar i confort... Legalitzar-les implica basar-se en termes d'evidència, produir canvis en la formació dels professionals, implica discutir la seva inclusió en la sistema sanitari actual, implica treballar amb els termes de responsabilitat professional, governamental i institucional... Un dels plantejaments generals inclouria la legislació i regulació a nivell europeu o una harmonització voluntària entre els diferents països.

Considerar l'augment de les oportunitats de formació dels professionals, la inclusió de les teràpies que presenten evidència dins els plans formatius de les diferents especialitats, en forma de cursos i mestratges de formació continuada, tant a nivell mèdic com de llevadores, i al mateix temps, fomentar-ne la recerca i investigació es mostren com a aspectes necessaris, com ja s'ha comentat.

Amb una adequada preparació dels professionals és més senzill la inclusió de les TCA en la pràctica assistencial, en els protocols d'atenció a la gestació i part, que conduiran a facilitar el suport institucional dels centres on es poden aplicar; conseqüentment es millorarà l'autonomia professional de les llevadores en referència a l'Assistència Natural al Part Normal i el seu suport a la demanda i opcions d'elecció per part de les dones.

Amb l'educació i el suport adequat, les llevadores estan en una excel·lent posició per involucrar les dones en el diàleg obert i crear consciència sobre els beneficis i riscos de les pràctiques de medicina complementària i alternativa.

9. BIBLIOGRAFIA

(1) Allison N. The illustrated encyclopedia of body-mind disciplines. New York: Rosen Pub Group; 1999.

(2) Cornet L. Medicina natural i curanderisme. Solsona: Solsona Comunicacions SL; 1999.

(3) Jiménez J. Plantas medicinales. Lanzarote: Universidad de Lanzarote; 2007. [Acceso 31 Mayo 2011]. Disponible a: http://www.medicina-naturista.net/salon_lectura/medicina_naturista_fitoterapia.pdf.

(4) Narby J, Huxley F editors. Chamanes a través de los tiempos Quinientos años en la senda del conocimiento. Barcelona: Kairós; 2005.

(5) Kit W. El gran libro de la medicina China. Barcelona: Urano; 2003.

(6) Llor J. Medicina natural basada en l'evidència. Barcelona: Camfic; 2007.

(7) Goberna-Tricas J. Tecnología y humanización en la asistencia al nacimiento. La percepción de las mujeres. Matronas Prof 2008; 2008;9(1):5-10.

(8) Goberna-Tricas J. Dones i procreació: ètica de les pràctiques sanitàries i la relació assistencial en l'embaràs i naixement. Tesis PhD. Barcelona: Universitat de Barcelona; 2009. [Acceso 27 Setiembre 2012]. Disponible a: http://www.tdx.cat/handle/10803/1762.

(9) Wieland L, Manheimer E, Berman B. Development and classification of an operational definition of complementary and alternative medicine for the Cochrane collaboration. Altern Ther Health Med 2011;17(2):50-9.

(10) Terápias Naturales. Madrid: Ministerio de Sanidad, Política Social e Igualdad; 2011. [Acceso 3 Agosto 2012]. Disponible a: http://www.msssi.gob.es/novedades/docs/analisisSituacionTNatu.pdf.

(11) National Center for Complementary and Alternative Medicine. [Sede web]. NIH; 2008. [Acceso el 27 Diciembre 2012]. Disponible a: http://nccam.nih.gov/health/whatiscam.

(12) Adams J, Sibbritt D, Broom A, Loxton D, Pirotta M, Humphreys J, et al. A comparison of complementary and alternative medicine users and use across geographical areas: a national survey of 1,427 women. BMC Complement Altern Med 2011;7;11:85.

(13) Gentz B. Alternative therapies for the management of pain in labour and delivery. Clin Obstet Gynecol 2001;44(4):704-32.

(14) Adams J, Lui C, Sibbritt D, Broom A, Wardle J, Homer C. Attitudes and referral practices of maternity care professionals with regard to complementary and alternative medicine: an integrative review. J Adv Nurs 2011;67(3):472-83.

(15) Duarte M. Medicina occidental y otras alternativas: ¿es posible su complementariedad? Reflexiones conceptuales. Cad Saude Pública 2003;19(2):635-43.

(16) Echevarría P. Formas de integración, mecanismos de articulación y conflictos derivados de la introducción de terapias complementarias en España. Index Enferm 2010;19(2-3):101-5.

(17) Hall H, McKenna L, Griffiths D. Midwives' support for Complementary and Alternative Medicine: A literature review. Women Birth 2011;12.

(18) Bases per a l'acreditació de la competència dels professionals infermers en teràpies naturals i complementàries. Barcelona: Col·legi d'Infermeria de Barcelona; 2009. [Acceso el 27 Diciembre

2012]. Disponible a:
http://www.coib.cat/uploadsBO/Generica/Documents/BASES%20PER%20A%20L%27ACREDITACI%C3%93%20DOC%20J%C3%9ALIA%20L%C3%93PEZ.PDF.

(19) Sibbritt D, Adams J. Developing and promoting public health methods for integrative medicine: examplesfrom the field in Australia. Zhong Xi Yi Jie He Xue Bao 2011;9(3):233-6.

(20) Diplomes d'acreditació i capacitació (DAC) en instruments complementaris de les cures infermeres: teràpies naturals i complementàries. Barcelona: Col·legi d'Infermeria de Barcelona; 2010. [Acceso el 27 Diciembre 2012]. Disponible a:
http://www.coib.cat/uploadsBO/Generica/Documents/DIPLOMES%20D%27ACREDITACI%C3%B3%20I%20CAPACITACI%C3%B3.PDF.

(21) Forcades T. Estudi observacional de l'impacte de les medicines alternatives en els estudiants de medicina de catalunya. Tesis PhD. Barcelona: Universitat de Barcelona; 2004.

(22) Wiesener S, Falkenberg T, Hegyi G, Hök J, Roberti P, Fonnebo V. Cambrella. Legal status and regulation of CAM in Europe. The roadmap for European CAM Research; 2013. [Acceso el 27 Agosto 2013]. Disponible a: http://www.cambrella.eu/home.php.

(23) López J. Integración de las terapias complementarias en el currículo enfermero. Nursing 2008;26(3):58-63.

(24) Sirois F, Gick M. An investigation of the health beliefs and motivations of complementary medicine clients. Soc Sci Med 2002;55:1025–37.

(25) Lewith G, Chan J. An exploratory qualitative study to investigate how patients evaluate complementary and conventional medicine. Complement Ther Med 2002;10:69-77.

(26) O'Regan P, Wills T. The growth of complementary therapies: and their benefits in the perioperative setting. J Perioper Pract 2009;19(11): 386-9.

(27) Muñoz-Sellés E. Las flores de Bach en obstetrícia. Matronas Prof 2007;8(2):20-5.

(28) Lázaro M. Terapias alternativas y complementarias: evidencia clínica. SEDENE 2008;27:12-26.

(29) Dayhew M, Wilkinson J, Simpson M. Complementary and alternative medicine and the search for knowledge by conventional health care practitioners. Contemp Nurse 2009; 33(1): 41-9.

(30) Rodríguez M, Rojas M, Abreu A, Rodríguez J. Enfermería y el presente de las terapias complementarias. Rev ROL Enferm 2002;25(4):248-52.

(31) Alonso M, Albarracín G, Caminal J, Rodríguez N. Práctica y productos terapéuticos en medicinas complementarias y alternativas, ¿mercado regulado o mercado libre?. Aten Primaria 2008;40(11):571- 5.

(32) King M, Pettigrew A, Reed F. Complementary, alternative, integrative: Have nurses kept pace with their clients?. Dermatol Nurs 2000;12(1):41–50.

(33) Hirschkorn K, Bourgeault I. Structural constraints and opportunities for CAM use and referral by physicians, nurses, and midwives. Health 2008;12:193.

(34) Seoane J. Bioética y humanización del parto. Estudios multidisciplinares para la humanización del parto. Jornadas Universitarias Multidisciplinares para la Humanización del Parto. A Coruña: Universidade; 2011, p. 87-101.

(35) Gaylord S, Mann D. Rationales for CAM Education in Health Professions Training Programs. Acad Med 2007;82:927–33.

(36) Warriner S, Bryan K, Brown A. Women's attitude towards the use of complementary and alternative medicines (CAM) in pregnancy. Midwifery 2013;27.

(37) Burke A, Peper E, Burrows K, Kline B. Developing the Complementary and Alternative Medicine Education Infrastructure: Baccalaureate Programs in the United States. J Altern Complement Med 2004;10(6):1115-21.

(38) Connelly E, Elmer P, Morris C, Zwickey H. The Vanguard Faculty Program: Research Training for Complementary and Alternative Medicine Faculty. J Altern Complement Med 2010;16(10):1117–23.

(39) Ezzo J, Wright K, Hadhazy V, Bahr-Robertson M, Mc Beckner W, Covington M, et al. Use of the Cochrane Electronic Library in Complementary and Alternative Medicine Courses in Medical Schools: Is the Giant Lost in Cyberspace?. J Altern Complement Med 2002;8(5):681-86.

(40) Gaster B, Unterborn J, Scott R, Schneeweisss R. What Should Students Learn about Complementary and Alternative Medicine?. Acad Med 2007;82:934–8.

(41) Marcus D, McCullough L. An Evaluation of the Evidence in “Evidence-Based” Integrative Medicine programs. Acad Med 2009;84:1229–34.

(42) Armi H, Haramati A. Basic Science to Develop an Innovative Program in Complementary and Alternative Medicine. J Int Assoc Med Sci Educ 2010;20(2):48–55.

(43) Lee M, Ben R, Wimsatt L, Cornman J, Hedgecock J, Gerik S, et al. Integrating Complementary and Alternative Medicine Instruction into Health Professions Education: organizational and Instructional Strategies. Acad Med 2007;82:939–45.

(44) Pearson N, Chesney M. The CAM Education Program of the National Complementary and Alternative Medicine: An Overview. Acad Med 2007;82:921–6.

(45) Holroyd E, Zhang A, Suen L, Xue C. Beliefs and attitudes towards complementary medicine among registered nurses in Hong Kong. Int J Nurs Stud 2008;45:1660–6.

(46) Hirschkorn K, Bourgeault I. Actions speak louder than words: Mainstream health providers' definitions and behaviour regarding complementary and alternative medicine. Complement Ther Clin Pract 2007;13:29–37.

(47) Rüdiger K, Weyert T, Brach J, Beer A. Use of complementary and alternative medicine in obstetrics. BJM 2009;17(3):169-75.

(48) Adams J. An exploratory study of complementary and alternative medicine in hospital midwifery: Models of care and professional struggle. Complement Ther Clin Pract 2006;12:40–7.

(49) Cant S, Watts P, Ruston A. Negotiating competency, professionalism and risk: the integration of complementary and alternative medicine by nurses and midwives in NHS hospitals. Soc Sci Med 2011;72(4):529-36.

(50) O'Regan P, Wills T, O'Leary A. Complementary therapies: a challenge for nursing practice. Nurs Stand 2010;24(21): 35-9.

(51) Kenyon C. Risk management standards in midwifery are no substitute for personal knowledge and accountability. Complement Ther Clin Pract 2009;15:209–11.

(52) Allright E, Pidgeon K. Supporting mothers and midwives with aromatherapy. A relaxing dream come true. Midwifery Matters 2003;99.

(53) Patterson C, Kaczorowski J, Arthur H, Smith K, Mills D. Complementary therapy practice: defining the role of advanced nurse practitioners. J Clin Nurs 2003;12(6):816-23.

(54) Newshan G. Development and evaluation of an impatient holistic nursing care services department. Complement Therap Nurs Midwifery 2004;10:168–74.

(55) Cook N, Robinson J. Effectiveness and value of massage skills training during pre-registration nurse education. Nurse Educ Today 2006;26:555–63.

(56) Universidad de Almeria. Facultad de ciencias de la salud. [Sede web]. [Acceso 31 Mayo 2011]. Disponible a: http://cms.ual.es/UAL/universidad/centros/cienciasdelasalud/index.htm.

(57) Universidad de Burgos. Grado en enfermería. [Sede web]. [Acceso 31 Mayo 2011]. Disponible a: http://www.ubu.es/titulaciones/es/grado-enfermeria.

(58) Universidad Complutense de Madrid. Grado en enfermería. [Sede web]. [Acceso 31 Mayo 2011]. Disponible a: http://www.ucm.es/?a=estudios&d=muestragrado&idgr=31.

(59) Euskampus. [Sede web]. [Acceso 31 Mayo 2011]. Disponible a: http://www.ehu.es/p200-home/es.

(60) Universidad de Sevilla. [Sede web]. [Acceso 31 Mayo 2011]. Disponible a: http://www.us.es/estudios/grados/plan_157/asignatura_1570036/(language)/esl-ES.

(61) Universidat Rovira i Virgili. Grau d'infermeria. [Sede web]. [Acceso 31 Mayo 2011]. Disponible a: http://www.urv.cat/cae/graus/graudinfermeria.html.

(62) Escola universitaria d'infermeria. Sant Joan de Déu. [Sede web]. [Acceso 31 Mayo 2011]. Disponible a: http://eui.hsjdbcn.org.

(63) UVic. Universitat de Vic. [Sede web]. [Acceso 31 Mayo 2011]. Disponible a: http://www.uvic.es/mastersuniversitaris.

(64) U.B. Universotat de Barcelona. [Sede web]. [Acceso 31 Mayo 2011]. Disponible a: http://www.ub.edu/dyn/cms/continguts_es/estudis/oferta_formativa/master_universitari/master_universitari.html.

(65) Ilustre colegio oficial de enfermería de Zaragoza. [Sede web]. [Acceso 31 Mayo 2011]. Disponible a: http://www.ocez.net/secciones.htm.

(66) Col·legi oficial infermers infermeres de Barcelona. [Sede web]. [Acceso 31 Mayo 2011]. Disponible a: http://www.coib.cat/home.aspx#.

(67) Col·legi oficial d'infermers/eres de Girona. [Sede web]. [Acceso 31 Mayo 2011]. Disponible a: http://ca.codigi.cat/formacio-del-collegi-40.html.

(68) Col·legi oficial de diplomats d'infermeria de Lleida. [Sede web]. [Acceso 31 Mayo 2011]. Available at: http://www.coill.org/Default.aspx.

(69) Col·legi oficial d'infermeres i Infermers de Tarragona. [Sede web]. [Acceso 31 Mayo 2011]. Disponible a: http://www.codita.org/.

(70) BOE 132. de 2 de junio, por la que se aprueba el programa formativo de la especialidad de Enfermería Obstétrico-Ginecológica (Matrona). BOE nº132, (2-6-1992). [Acceso 31 Mayo 2011]. Disponible a: http://www.boe.es/buscar/doc.php?id=BOE-A-1992-12549.

(71) Normativa 80/150 de la unión europea. Diario oficial de la Unión Europea. L255/123. [Acceso 31 Mayo 2011]. Disponible a: http://www.maec.es/es/MenuPpal/Ministerio/Tablondeanuncios/InterpretesJurados/Documents/Directiva%202005-36-CE.pdf.

(72) International Confederation of Midwives. Essential Competencies for Basic Midwifery Practice 2010. [Acceso 31 Mayo 2011]. Disponible a: http://www.internationalmidwives.org/AboutICM/StandingCommittees/EducationStandingCommittee/tabid/988/Default.aspx.

(73) Orden SAS/1349/2009. de 6 de mayo, por la que se aprueba y publica el programa formativo de la especialidad de Enfermería Obstétrico-Ginecológica (Matrona). BOE nº129, (28-5-2009). [Acceso 31 Mayo 2011]. Disponible a: http://www.boe.es/buscar/doc.php?id=BOE-A-2009-8881.

(74) Associació Catalana de Llevadores. [Sede web]. [Acceso 6 Enero 2012]. Disponible a: http://www.llevadores.cat/html/frame/frame.htm.

(75) Hastings-Tolsma M, Terada M. Complementary medicine use by midwives in the U.S. Complement Ther Clin Pract 2009;15:212-19.

(76) Mitchell M, Williams J, Hobbs E, Pollard K. The use of complementary therapies in maternity services: A survey. Br J Midwifery 2006;14(10):576-82.

(77) Quandt S, Verhoef M, Arcury T, Lewith G, Steinsbekk A, Kristoffersen A, et al. Development of an international questionnaire to measure use of complementary and alternative medicine (I-CAM-Q). J Altern Complement Med 2009;15(4):331-9.

(78) Hall H, McKenna L, Griffiths D. From alternative, to complementary to integrative medicine: supporting Australian midwives in an increasingly pluralistic maternity environment. Women Birth 2013;26(2):e90-3.

(79) FAME. Iniciativa Parto Normal. Documento de consenso. Barcelona: Federación de Asociaciones de Matronas de España; 2007.

(80) Estrategia de atención al parto normal en el Sistema Nacional de Salud. Madrid: Ministerio de Sanidad y consumo: 2007. [Acceso 6 enero 2012]. Disponible a: http://msc.es/organizacion/sns/planCalidadSNS/pdf/equidad/estrategiaPartoEnero2008.pdf.

(81) Protocol per a l´assistència natural al part normal. Barcelona: Generalitat de Catalunya. Departament de Salut; 2007.

(82) Observatorio de Salud de las Mujeres. Estrategia de Atención al Parto del Sistema Nacional de Salud. Madrid: Ministerio de Sanidad y Consumo; 2007. [Acceso 6 enero 2012]. Disponible a: http://www.msps.es/organizacion/sns/planCalidadSNS/pdf/equidad/estrategiaPartoEnero20 08.pdf.

(83) Estrategia Nacional de Salud Sexual y Reproductiva. Madrid: Ministerio de Sanidad, Política Social e Igualdad; 2011. [Acceso 6 enero 2012]. Disponible a: http://msc.es/organizacion/sns/planCalidadSNS/pdf/equidad/ENSSR.pdf.

(84) Schmid V. El dolor del parto. Tenerife: Ob Stare. [Sede web] [Acceso 6 enero 2012]. Disponible a: http://www.obstare.com/FichaArticulo~x~El-Dolor-del-Parto~IDArticulo~61.html.

(85) Mitchell M. Risk, pregnancy and complementary and alternative medicine. Complement Ther Clin Pract 2010;16(2):109-13.

(86) East C, Begg L, Henshall N, Marchant P, Wallace K. Frío local para el alivio del dolor producido por el trauma perineal prolongado durante el parto (Revisión Cochrane traducida). En: La Biblioteca Cochrane Plus, 2008 Número 4.;Oxford: Update Software Ltd. Disponible a: http://www.update-software.com.

(87) Smith C, Levett K, Collins C, Crowther C. Relaxation techniques for pain management in labour. Cochrane Database of Systematic Reviews 2011, Issue 12.;Art. No.: CD009514. DOI: 10.1002/14651858.CD009514.

(88) Smith C, Collins C, Crowther C, Levett K. Acupuntura o acupresión para el tratamiento del dolor durante el trabajo de parto. Cochrane Database of Systematic Reviews 2011 Issue 7.;Art. No.: CD009232. DOI: 10.1002/14651858.CD009232.

(89) Slade S. Trabajo de parto: Alivio no farmacológico del dolor. Revisión sistematica. COnNECT+. Joanna Brigs Institute; 2011. [Acceso 6 enero 2012]. Disponible a: http://es.connect.jbiconnectplus.org/ViewDocument.aspx?0=4285.

(90) Cluet E, Nikodem V, McCandilish R, Burns E. Inmersión en agua para el embarazo, trabajo de parto y parto; (Revisión Cochrane traducida). La biblioteca Cochrane plus 2008 Número 2.;Oxford: Update Software Ltd. Disponible a: http//www.update-software.com.

(91) Hodnett E, Gates S, Hofmeyr G, Sakala C. Apoyo continuo para las mujeres durante el parto (Revisión Cochrane traducida). En: La Biblioteca Cochrane Plus, 2008 Número 4.;Oxford: Update Software Ltd. Disponible a: http://www.update-software.com.

(92) Terré C. Aplicación de termoterapia en el periné durante el período expulsivo de parto normal en relación al cuidado habitual. Tesis PhD. Madrid: Universidad Complutense; 2013. [Acceso 27 Setiembre 2012]. Disponible a: http://eprints.ucm.es/21993/.

(93) Dahlen H, Homer C, Cooke M, Upton A, Nunn R, Brodrick B. Perineal Outcomes and Maternal Comfort Related to the Application of Perineal Warm Packs in the Second Stage of Labor: A Randomized Controlled Trial. Birth 2007;34(4):282-90.

(94) Dowswell T, Bedwell C, Lavender T, Neilson J. Estimulación nerviosa eléctrica transcutánea (ENET) para el alivio del dolor durante el trabajo de parto (Revision Cochrane traducida). En: La Biblioteca Cochrane Plus, 2009 Número 3.;Oxford: Update Software Ltd.

(95) Derry S, Straube S, Moore R, Hancock H, Collins S. Intracutaneous or subcutaneous sterile water injection compared with blinded controls for pain management in labour. Cochrane Database Syst Rev 2012 Jan 18;1:CD009107 doi: 10 1002/14651858 CD009107 pub2 .

(96) Smith C, Collins C, Crowther C. Aromaterapia para el tratamiento del dolor durante el trabajo de parto. Cochrane Database of Systematic Reviews 2011 Issue 7.;Art. No.: CD009215. DOI: 10.1002/14651858.CD009215.

(97) Dooley M. Complementary therapy and obstetrics and gynaecology: a time to integrate. Curr Opin Obstet Gynecol 2006;18:648-52.

(98) Münstedt K, Brenken A, Kalder M. Clinical indications and perceived effectiveness of complementary and alternative medicine in departments of obstetrics in Germany: A questionnaire study. Eur J Obstet Gynecol Reprod Biol 2009;146:50–4.

(99) Tournaire M, Theau-Yonneau A. Complementary and Alternative Approaches to Pain Relief During Labor. Evid Based Complement Alternat Med 2007;4(4):409–17.

(100) Pérez L. Manejo del dolor del trabajo de parto con métodos alternativos y complementarios al uso de fármacos. Matronas Prof 2006;7(1):14-22.

(101) Hutton E, Kasperink M, Rutten M, Reitsma A, Wainman B. Sterile water injection for labour pain: a systematic review and meta-analysis of randomised controlled trials. BJOG 2009;116(9):1158-66.

(102) Stark M, Rudell B, Haus G. Observing position and movements in hydrotherapy: a pilot study. J Obstet Gynecol Neonatal Nurs 2008;37:116-22.

(103) Baston H. Midwifery basics: care during labour. Pract midwife 2003;6(10):77-80.

(104) Smith C, Collins C, Cyna A, Crowther C. Tratamientos complementarios y alternativos para el manejo del dolor durante el trabajo de parto (Revisión Cochrane traducida). En: La Biblioteca Cochrane Plus, 2008 Número 4.;Oxford: Update Software Ltd. Disponible a: http://www.update-software.com.

(105) Mc Nabb M, Kimber L, Haines A, McCourt C. Does regular massage from late pregnancy to birth decrease maternal pain perception during labour and birth? A feasibility study to investigate a programme of massage, controlled brething and visualization, from 36 weeks of pregnancy until birth. Complement Ther Clin Pract 2006;12:222-31.

(106) Duddridge E. Using complementary therapies during the childbearing process. Br J Midwifery 2002;10(11):699-704.

(107) Evans M. Postdates pregnancy and complementary therapies. Complement Ther Clin Pract 2009;15:220-4.

(108) Cepeda M, Carr D, Lau J, Alvarez H. Música para el alivio del dolor (Revisión Cochrane traducida). Música para el alivio del dolor (Revisión Cochrane traducida), 2008 Número 4;Oxford: Update Software Ltd. Disponible a: http://www.update-software.com.

(109) Smith C. Homeopatía para la inducción del trabajo de parto (Revisión Cochrane traducida). En: La Biblioteca Cochrane Plus, 2008 Número 4.;Oxford: Update Software Ltd. Disponible a: http://www.update-software.com.

(110) Bastard J, Tiran D. Reprint of: Aromatherapy and massage for antenatal anxiety: its effect on the fetus. Complement Ther Clin Pract 2009;15:230-3.

(111) Tiran D, Chummunb H. Complementary therapies to reduce physiological stress in pregnangcy. Complement Ther Nurs Midwifery 2004;10:162-7.

(112) Tillett J, Ames D. The uses of aromatherapy in women's health. J Perinat Neonatal Nurs 2010;24(3):238-45.

(113) Betts D. A review of research into the application of acupuncture in pregnancy. J Chin Med 2006;80:50-5.

(114) Tiran D. The use of herbs by pregnant and childbearing women: a risk-benefit assessment. Complement Ther Clin Pract 2003;9:176–81.

(115) McNeill J, Alderdice F, McMurray F. A retrospective cohort study exploring the relationship between antenatal reflexology and intranatal outcomes. Complement Ther Clin Pract 2006;12:119-25.

(116) Ingram J, Domagala C, Yates S. The effects of shiatsu on post-term pregnancy. Complement Ther Med 2005;13(1):11-5.

(117) Kaler M, Ravella P. Staying on the Ethical High Ground with Complementary and Alternative Medicine. Nurse Pract 2002;27(7):38-42.

(118) Medicina tradicional. Nota descriptiva N°134. [Sede web]. OMS; 2013. [Acceso 31 Mayo 2011]. Disponible a: http://www.who.int/mediacentre/factsheets/fs134/es/index.html.

(119) Warriner S. Over-the-counter culture: complementary therapy for pregnancy. Br J Midwifery 2007;15(12):770-2.

(120) Wye L, Shaw A, Sharp D. Patient choice and evidence based decisions:the case of complementary therapies. Health Expect 2009;12:321–30.

(121) Chervenak F, McCullough L. Ethics of Research in Perinatal Medicine. Semin Perinatol 2009;33(6):391-6.

(122) Kaler M, Ravella P. Staying on the Ethical High Ground with Complementary and Alternative Medicine. Nurse Pract 2002;27(7):38-42.

(123) Guía de Práctica Clínica sobre la Atención al Parto Normal. Guías de Práctica Clínica en el SNS. Madrid: Ministerio de Sanidad y política social; 2010. [Acceso 6 enero 2012]. Disponible a: http://msc.es/organizacion/sns/planCalidadSNS/pdf/equidad/guiaPracClinPartoCompleta.pdf.

(124) Atención al parto normal. Guia dirigida a mujeres embarazadas, a futuros padres, así como a sus acompañantes y familiares. Madrid: Ministerio de Sanidad y Consumo; 2010 .

(125) Bailey J, Crane P, Nugent C. Childbirth education and birth plans. Obstet Gynecol Clin North Am 2008;35(3):497-509.

(126) Lothian J. Birth Plans: The good, the bad, and the future. JOGNN 2006;35(2):295-303.

(127) Deering S, Heller J, Mc Gaha K, Heaton J, Satin A. Patients presenting with birth plans in a military tertiary care hospital: a descriptive study of plans and outcomes. Mil Med 2006;171(8):778-80.

(128) Lundgren I, Berg M, Lindmark G. Birth plan decision-making: patterns of interaction. Int J Childbirth Educ 2003;18(2):27-33.

(129) Simkin P. Birth Plans: After 25 Years, Women Still Want to Be Heard. Birth 2007;34(1):49-51.

(130) Kaufman T. Evolution of the Barth plan. J Perinat Educ 2007;16(3):47-52.

(131) De Molina I, Muñoz-Sellés E. El plan de parto a debate. ¿Qué sabemos de él?. Matronas Prof 2010;11(2):53-7.

(132) Canal Salut. [Sede web]. Observatori del sistema de salut. Madrid; 2012. [Acceso 31 Mayo 2011]. Disponible a: http://www20.gencat.cat/portal/site/canalsalut/menuitem.dbb85aa2c955c7c3ba963bb4b0c0e1a0/?vgnextoid=cf72b2356b775310VgnVCM2000009b0c1e0aRCRD&vgnextchannel=cf72b2356b775310VgnVCM2000009b0c1e0aRCRD&vgnextfmt=default.

(133) Icart M, Pulpón A, Garrido E, Delgado-Hito P. Cómo elaborar y presentar un proyecto de investigación, una tesina y una tesis. Barcelona: Publicacions i Edicions de la Universitat de Barcelona; 2011.

(134) Taylor S, Bogdan B. Introducción a los métodos cualitativso de investigaición. Barcelona: Paidós; 2009.

(135) Espar M. Los secretos de un parto feliz. Barcelona: Grijalbo; 2011.

(136) Fincham J. Response Rates and Responsiveness for Surveys, Standards, and theJournal. Am J Pharm Educ 2008;15; 72(2): 43.

(137) Samuels N, Zisk-Rony R, Singerm SR., et all. Use of and attitudes toward complementary and alternative medicine among nurse-midwives in Israel. Am J Obstet Gynecol 2010;203:341-7.

(138) Fernandez A, Salvador T. Formación y aplicación de las terapias complementarias en los cuidados de enfermería al paciente oncológico. Nursing 2010;28(7):52-58.

(139) Muñoz-Sellés E, Goberna-Tricas J. Oferta formativa en terapias alternativas y complementarias para la asistencia al parto. Matronas Prof 2012;2012:13(2):50-54.

(140) Bjersa K, Victorin E, Olsén M. Knowledge about complementary, alternative adn integrative medicine (CAM) among registered health care providers in Swedish surgical care: a national survey among university hospitals. BMC Complement Altern Med 2012;12:42.

(141) Shorofi S, Arbo P. Nurses' knowledge, attitudes, and professional use of complementary and alternative medicine (CAM): A survey at five metropolitan hospitals in Adelaide. Complement Ther Clin Pract 2010;16:229-34.

(142) Wiebelitz K, Goecke T, Brach J, Beer A. Use of complementary and alternative medicine in obstetrics. Br J Midwifery 2009;17(3):169-75.

(143) Real Decreto 183/2008, de 8 de febrero, por el que se determinan y clasifican las especialidades en Ciencias de la Salud y se desarrollan determinados aspectos del sistema de formación sanitaria especializada. [Acceso 31 Mayo 2011]. Disponible a: http://www.boe.es/boe/dias/2008/02/21/pdfs/A10020-10035 pdf.

(144)Harding D,Foureur M.New Zealand and Canadian midwives' use of complementary and alternative medicine.Nz Coll Midwives J. 2009;40:7-12.

(145) Ernst E, Watson L. Midwives' use of complementary/alternative treatments. Midwifery 2012;28(6):772-77.

(146) Adams J, Sibbritt D, Lui C. The use of complementary and alternative medicine during pregnancy: a longitudinal study of Australian women. Birth 2011;38(3):200-6.

(147) Mureyi D, Monera T, Maponga C. Prevalence and patterns of prenatal use of traditional medicine among women at selected harare clinics: a cross-sectional study. BMC Complement Altern Med 2012;12:164.

(148) Slade P, MacPherson S, Hume A, Maresh M. Expectations, experiences and satisfaction with labour.. Br J Clin Psycol 1993;32 (4):469-83.

(149) Vivanco M. Análisis de la satisfacción de las madres durante el trabajo de parto y puerperio inmediato en un hospital público de tercer nivel de la Comunidad de Madrrid. Validación y adaptación transcultural de la escala de satisfaccion COMFORTS. Reduca 2009;1(2):275-299.

(150) Gredilla E, Pérez A, Martinez B, Alonso E, Díez J, Gilsanz F. Satisfaccion materna con la calidad de la analgesia peridural para control del dolor del trabajo de parto.
Rev Esp ANestesiol Reanim 2008;55:160-164.

(151) Bravo P, Uribe C, Contreras A. El cuidado percibido durante el proceso de parto: una mirada desde las madres. Rev Chil Obstet Ginecol 2008;73(3):179-184.

(152) Hauck Y, Rivers C, Doherty K. Women's experiences of using a Snoezelen room during labour in Western Australia. Midwifery 2008;24, 460–470.

(153) Oliveira D, Ramos M, Jordao V, et all. Use of non-pharmacological methods for providing pain relief during the natural childbirth: revisao integrativa. J Nurs UFPE on line Recife 2013;7:4161-70.

10. FINANÇAMEMT I DIFUSIÓ DE LA INVESTIGACIÓ

Aquesta investigació va obtenir una beca PREUI 12/06 en el marc de la convocatòria interna d'ajuda a la investigació de l'Escola Universitària d'Infermeria de la Universitat de Barcelona, en la seva convocatòria de l'any 2012. Els resultats preliminars s'han presentat a:

Congressos Científics:

- IV *Congreso internacional de Bioética. Etica de las relaciones humanes. ¿Qué es humanitzar la asistencia?*, organitzat per *Red de Investigación en Bioética* i el Projecte d'investigació "*Maternitat, tecnologia i relació assistencial*" i amb el suport del grup de Recerca Consolidat: "Ètica i Filosofia Contemporània". Barcelona, 7-8 de novembre de 2013. Comunicació Oral:
Muñoz Sellés, E. **¿Puede prestarse una atención humanizada al parto, sin asegurar que las matronas tengan una formación adecuada en Terapias Alternativas y Complementarias para el alivio del dolor?.**

- XVII *Encuentro Internacional de Investigación en Cuidados,* organitzat per INVESTEN. Lleida, 12-15 de novembre de 2013. Comunicació Oral:
Muñoz Sellés E, Delgado Hito P, Vallès Segalés A, Duran Muñoz F, Goberna Tricas J. **Uso, aplicación y demanda de Terapias alternativas y complementarias en atención al parto** (PREUI12/06).

Publicacions derivades de la Tesi Doctoral:

- Muñoz-Sellés, E.; Goberna-Tricas, J. **Oferta formativa en terapias alternativas y complementarias para la asistencia al parto**. Matronas Prof. 2012;13b(2):50-54. Annex 10.9.

- Muñoz-Sellés, E.; Vallès-Segalés, A.; Goberna-Tricas, J. **Use of alternative and complementary therapies in labour and delivery care, a cross-sectional study of midwives' training in Catalan hospitals accredited as centres for normal birth.** BMC Complement Altern Med 2013;13:318.

11. ANNEXES

11.1 Annex 1: Qüestionari per a les llevadores

Benvolguda companya,

En el context de recerca de la meva Tesi Doctoral, em plantejo conèixer la situació actual de la formació de les llevadores respecte a les teràpies complementaries i alternatives, i l'aplicació que en fem durant el procés de part. Formen part de les nostres competències professionals i estan incloses en molts plans de naixement. T'agrairé profundament la teva participació en la realització d'aquest qüestionari. Només tardaràs 10 minuts i tens un màxim de 15 dies per retornar-lo a la supervisora de l'àrea de parts. Aquestes dades són totalment anònimes. Un cop analitzades us farem conèixer els resultats obtinguts. Així doncs, agrair-te de nou la teva col·laboració.

Dades personals i professionals

Gènere: □ home □ dona

Edat: _______ anys

Lloc on vas estudiar l'especialitat de llevadora: ______________________

Quin any vas acabar l'especialitat ? __________

Quant de temps fa que treballes a la sala de parts d'aquest hospital? _________anys

Quant de temps fa que treballes en una àrea de parts amb assistència natural al part normal ? _________ anys

Formació en teràpies alternatives i complementaries

En aquest quadre, trobaràs un llistat de les teràpies més utilitzades durant el part. Si t'has format en alguna d'elles, només cal que escriguis el nombre d'hores que has dedicat a la formació d'aquesta teràpia. Al costat, marca amb una X si la formació ha estat durant la diplomatura /especialitat, a nivell de postgrau o de formació continuada. A la dreta, escriu quants anys fa que la utilitzes. És ràpid, ja veuràs.

	duración en horas o acó	diplomatura en enfermería /especialidad matrona		formación posgrado		formación en el servicio		años de experiencia:
Formación en:	Nº horas	Si	No	Si	No	Si	No	Nº años
PRODUCTOS NATURALES:								
Fitoterapia								
Flores de Bach								
Medicina Ortomolecular								
INTERVENCIONES MENTE-CUERPO:								
Apoyo continuo								
Hidroterapia/Partos en el agua								
Hipnosis								
Musicoterapia								
Técnicas de relajación								
Técnicas de respiración								
Técnicas de visualización								
Terapia postural								
Yoga								
SISTEMAS MÉDICOS ALTERNATIVOS:								
Acupuntura								
Aromaterapia								
Auriculopuntura								
Homeopatía								
METODOS BASADOS EN EL CUERPO:								
Acupresión								
Compresas calientes perineales								
Estimulación eléctrica transcutánea								
Inyecciones de agua estéril								
Masajes								
Reflexología podal								
Shiatsu								
TERAPIAS ENERGÉTICAS								
Reiki								
Tacto terapéutico								
Otras:								
Curso del Parto Normal (Associació Catalana Llevadores)								

L'aplicació de les teràpies en l'atenció al part:

Per acabar i seguint el mateix esquema de quadre anterior, m'agradaria que m'indiquessis a quantes dones has aplicat aquesta teràpia durant els últims 3 mesos aproximadament. Només en les teràpies que has utilitzat. Al costat marca una X per quina indicació has utilitzat cada teràpia, i a la dreta, indica'm amb una X la teva valoració sobre la seva utilitat, tens 5 columnes que van de l'1(cap utilitat) fins al 5 (molta utilitat).

Uso de terapias	Número mujeres		Indicación	Grado de utilidad 1 ninguna	2 poca	3 regular	4 bastante	5 mucha
PRODUCTOS NATURALES:								
Fitoterapia			estimulación de contracciones uterinas					
			favorecer la dilatación cervical					
			especifica otras:					
Flores de Bach			reducir los miedos					
			disminuir la ansiedad					
			mejorar el bienestar fetal					
			disminuir el desánimo					
			especifica otras:					
Medicina Ortomolecular			estimulación de contracciones uterinas					
			especifica otras:					
INTERVENCIONES MENTE- CUERPO:								
Apoyo continuo			disminuir la ansiedad					
			especifica otras:					
Hidroterapia/dilatación o parto en el agua			alivio del dolor					
			favorecer la dilatación cervical					
			especifica otras:					
Hipnosis			alivio del dolor					
			especifica otras:					
Musicoterapia			favorecer la relajación					
			mejorar la concentración					
			especifica otras:					
Técnicas de relajación			alivio del dolor					
			especifica otras:					
Técnicas de respiración			alivio del dolor					
			especifica otras:					
Técnicas de visualización			alivio del dolor					
			especifica otras:					
Terapia postural			alivio del dolor					
			favorecer la dilatación cervical					
			cambios en la presentación fetal					
Yoga			favorecer la relajación					
			mejorar la concentración					

		especifica otras:					
SISTEMAS MÉDICOS ALTERNATIVOS							
Acupuntura/Auriculopuntura		alivio del dolor					
		estimulación de contracciones uterinas					
		favorecer la dilatación cervical					
		especifica otras:					
Aromaterapia		estimulación de contracciones uterinas					
		disminuir la ansiedad					
		especifica otras:					
Homeopatía		estimulación de contracciones uterinas					
		especifica otras:					
METODOS BASADOS EN EL CUERPO							
Compresas calientes perineales		alivio del dolor					
		reducción del trauma perineal					
Estimulación eléctrica transcutánea		alivio del dolor					
Inyecciones agua estéril		alivio del dolor					
Masajes		alivio del dolor					
		disminuir la ansiedad					
		especifica otras:					
Reflexología podal		estimulación contracciones uterinas					
		especifica otras:					
TERAPIAS ENERGÉTICAS							
Reiki		disminuir la ansiedad					
		especifica otras:					
Tacto terapéutico		disminuir la ansiedad					
		especifica otras:					
especifica otras:		....					
		....					

Moltes gràcies per a la teva col·laboració.

11.2 Annex 2: Autorització de la Comissió de Bioètica de la Universitat de Barcelona

UNIVERSITAT DE BARCELONA

Gestió de la Recerca

Pavelló Rosa (recinte Maternitat)
primer pis
Travessera de les Corts, 131-159
08028 Barcelona
Tel. 93 403 53 95 - 93 403 53 97
Fax (34) 93 403 54 00
g.recerca@ub.edu
www.ub.es/ogrc/ogrc.htm

UNIVERSITAT DE BARCELONA

COMISSIÓ DE BIOÈTICA

Albert Royes i Qui, secretari de la Comissió de Bioètica de la Universitat de Barcelona

CERTIFICA

Que analitzada la sol·licitud presentada per la Sra. Esther Muñoz Sellés, doctoranda en el departament d'Infermeria , Àrea Materno-Infantil, i referent a la Tesi intitulada Teràpies alternatives i complementàries en l'atenció al part: implantació i ús en els hospitals acreditats per a l'atenció natural al part normal i formació de les llevadores que hi donen assistència, dirigida por la Dra. Josefina Goberna Tricas, aquesta Comissió, ha resolt **AUTORITZAR** la realització de l'esmentada investigació.

I perquè en quedi constància a tots els efectes, signa la present, amb el vist i plau del president de la Comissió, a Barcelona 16 de novembre de 2011

Vist i plau
El president de la Comissió de Bioètica
de la Universitat de Barcelona

Paper ECOLÒGIC

11.3 Annex 3: Autorització del Comitè d'Ètica d'Investigació Clínica de l'Hospital Arnau de Vilanova

Institut Català de la Salut
Hospital Universitari
Arnau de Vilanova

El Comitè d'Ètica d'Investigació Clínica en la reunió de 27 de març de 2012, acta 3/2012, va informar favorablement el projecte d'investigació titulat: **"Teràpies alternatives i complementàries en l'atenció al part: implantació i ús en els hospitals acreditats per a l'atenció natural al part normal i formació de les llevadores que hi donen assistència"**, amb la Sra. Ester Muñoz Selles com a investigadora a l'Hospital de Puigcerdà, i ha considerat que:

- Es compleixen els requisits necessaris d'idoneïtat del protocol en relació als objectius de l'estudi i que estan justificats els riscs i molèsties previsibles pels subjectes participants.
- La capacitat dels investigadors i els mitjans de què disposen són apropiats per a portar a terme l'estudi.
- És adequat el procediment per a obtenir el consentiment informat dels subjectes que participen a l'estudi.

Lleida, 16 d'abril de 2012

Joan Antoni Schoenenberger Arnaiz
President

Generalitat de Catalunya
Departament de Salut

11.4 Annex 4: Compromís de Confidencialitat del Consorci Sanitari de Terrassa

CST: Fundació Joan Costa Roma

PROJECTE DE RECERCA "Teràpies alternatives i complementaries en l'atenció al part: implantació i ús en els hospitals acreditats per a l'atenció natural al part normal i formació de les llevadores que hi donen assistència.".

COMPROMÍS DE CONFIDENCIALITAT

El Consorci Sanitari de Terrassa (CST), a través de la Fundació Joan Costa Roma col·labora

conjuntament amb la Sra. Ester Muñoz Sellés en el projecte de recerca "Teràpies alternatives i complementaries en l'atenció al part: implantació i ús en els hospitals acreditats per a l'atenció natural al part normal i formació de les llevadores que hi donen assistència".

Que per part del CST s'ha designat a la Sra. Clara Romero Rascón (Àrea del Coneixement) i la Sra. Imma Melús Nuño (Coordinadora de Sala de Parts) com a tutores per a la realització del projecte de recerca referenciat.

Alhora, la Sra. Ester Muñoz Sellés desenvoluparà el projecte esmentat en el CST com a tesi doctoral.

Que les dades recollides s'emmarquen dins del supòsit de l'art. 11.2 f) de la llei orgànica 15/1999, de 13 de desembre, de Protecció de Dades de Caràcter Personal (LOPD), sobre cessió de dades per a realitzar estudis epidemiològics. A més, sobre les dades objecte d'estudi s'efectuarà un procediment de dissociació, de forma que únicament es tractaran les dades i indicadors clínicament rellevants per a la confecció i elaboració de l'estudi de recerca.

Això no obstant, i d'acord amb el que estableix l'article 10 de la llei orgànica 15/1999 de 13 de desembre de Protecció de Dades de Caràcter Personal, el personal que té accés a dades de caràcter personal i a dades clíniques no dissociades té l'obligació de confidencialitat i el deure de secret professional sobre aquestes dades. Aquesta obligació i compromís de guardar el deure de secret es una obligació, no només del CST i la Fundació Joan Costa i Roma, sinó també constitueix una obligació i una responsabilitat personal de les persones intervinents en l'estudi, no només al llarg de la realització del seu treball de recerca, sinó també, després de la finalització del treball.

Per aquest motiu, amb la present comunicació, s'informa expressament a les persones intervinents, amb caràcter previ a l'inici de la realització i presa de dades del projecte de recerca "Teràpies alternatives i complementaries en l'atenció al part: implantació i ús en els hospitals acreditats per a l'atenció natural al part normal i formació de les llevadores que hi donen assistència" de la seva obligació de:

1.- Guardar secret professional sobre la informació personal i clínica dels expedients a que tinguin accés amb motiu del referit projecte de recerca, durant la realització del seu treball de recerca, i també, després de la finalització del treball.

2.- Recollir únicament aquelles dades necessàries per a l'elaboració del projecte de recerca, així com utilitzar les dades recollides amb la única i exclusiva finalitat de completar la informació per al projecte de recerca, sense que en cap cas les dades puguin ser utilitzades amb cap altra finalitat diferent al projecte de recerca.

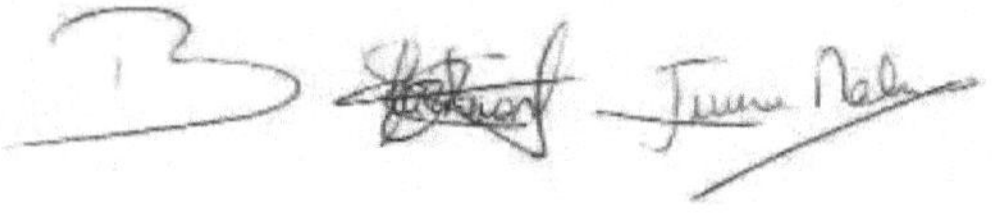

3.- Aplicar les mesures de seguretat establertes per la Fundació Joan Costa i Roma i pel Consorci Sanitari de Terrassa pel que fa al tractament de les dades de caràcter personal, així com per a la custòdia dels documents i la informació obtinguda.

4.- Aplicar les mesures de dissociació de les dades personals i les dades clíniques, d'acord amb els criteris previstos en el propi projecte de recerca, a fi i efecte de tractar les dades necessàries per a l'estudi amb la garantia d'anonimat de les dades recollides, salvaguardant així la confidencialitat que preceptua l'art. 10 de la LOPD i donant compliment al requisit de dissociació previst en l'art. 11.2 f) de la mateixa llei de protecció de dades.

D'acord amb tot l'exposat, la Sra. Clara Romero Rascón i la Sra. Imma Melús Nuño, com a tutores designades pel CST, i la Sra. Ester Muñoz Sellés, es tenen per informades de les anteriors obligacions, comprometent-se i obligant-se a complir-les, amb l'advertiment que l'incompliment del present compromís, ja sigui per culpa o negligència, tindrà la consideració d'una infracció greu i comportarà les sancions disciplinàries corresponents, així com la reclamació pels danys i perjudicis ocasionats enfront a tercers, a més de la repetició personal pels perjudicis que hagi de suportar el CST o la Fundació Joan Costa i Roma per l'incompliment del present Compromís de Confidencialitat.

I per a que així consti, es firma a continuació, a Terrassa, 7 de juny de 2012.

Per la Fundació Joan Costa Roma,

Pere Vallribera Rodriguez

Per les intervinents,

Sra. Ester Muñoz Sellés
Investigadora del Projecte

Imma Melús Nuño
Tutora del Projecte

Clara Romero Rascón
Tutora del Projecte

11.5 Annex 5: Cartes a les Direccions dels Hospitals

Puigcerdà, novembre 2011.

DE: Ester Muñoz Sellés
Coordinadora de llevadores de la Fundació Hospital de Puigcerdà i doctoranda del Programa de Doctorat en Ciències Infermeres de la Universitat de Barcelona.

A: Direcció d'Infermeria del Hospital ....
i Supervisió de l'àrea obstètrica

Distingides companyes:
El meu nom és Ester Muñoz Sellés i treballo com a llevadora a la Fundació Hospital de Puigcerdà. Fa vuit anys que treballo en aquest centre, quatre com a coordinadora de llevadores. Actualment, estic realitzant el Doctorat en Ciències Infermeres a l'escola d'Infermeria de la Universitat de Barcelona. La meva tesi Doctoral versa sobre coneixement i ús de les teràpies alternatives en atenció al part.

Amb l'objectiu de conèixer el nivell de formació i utilització de les llevadores respecte a les teràpies alternatives i complementaries, em dirigeixo a vostès per demanar permís per a la realització d'aquest estudi al vostre hospital. La implicació consisteix en recollir la informació a través d'una enquesta dirigida a llevadores i supervisores de l'àrea obstètrica. Les dades obtingudes es posaran posteriorment al vostre abast a fi de poder-les utilitzar.

El projecte compta amb el corresponent permís del Comitè de bioètica de la Universitat de Barcelona per a la realització de l'estudi.

Els adjunto els següents documents:
- el projecte d'investigació
- el permís del Comitè de bioètica i els consentiments informats

La participació de les llevadores serà totalment voluntària i sense compensació econòmica.

Esperant la seva resposta,

Ester Muñoz Sellés

11.6 Annex 6: Consentiment Informat per a les Supervisores i Llevadores

La medicina complementària i alternativa es defineix com aquelles pràctiques, intervencions, aplicacions, teories o demandes que no formen actualment part del sistema sanitari convencional. Estan a l'alça degut a un augment evident per part de la població. A nivell obstètric, l'evidència disponible es centra en l'alleujament del dolor durant el part mitjançant l'acupuntura i la hipnosi.
Dins el pla de naixement proposat per el "Protocol d'Assistència Natural al Part Normal" del Departament de Salut de Catalunya, es nombren diferents mètodes alternatius per alleujar el dolor: relaxació, tècniques de respiració, estimulació elèctrica transcutània, acupuntura o massatges.
La recerca que estic duent a terme s'emmarca en el meu projecte de Tesi que es desenvolupa en el Programa de Doctorat en Ciències Infermeres de la Universitat de Barcelona, té com objectiu conèixer el nivell de formació i utilització de les llevadores respecte a les teràpies alternatives i complementaries. Les variables d'estudi es recolliran mitjançant un qüestionari.

Jo..

He llegit la informació que m'han entregat i he pogut fer preguntes sobre l'estudi.

Comprenc que la meva participació és voluntària i que puc declinar la meva participació en l'estudi sense haver de donar explicacions.

Conforme amb el que estableix la llei L.O. 15/1999, de 13 desembre, de Protecció de dades de caràcter personal, i la L.O. 41/2002, llei bàsica reguladora del drets i obligacions en matèria d'informació i documentació clínica, declaro haver estat informada:

1. De la finalitat de la recollida de dades i dels destinataris de la informació
2. De las conseqüències de l'obtenció de les dades o la negativa a subministrar-les
3. De la identitat i localització de la responsable d'aquest estudi
4. De la disponibilitat d'exercitar els drets d'accés, rectificació, cancel·lació i oposició dirigint-me a la investigadora principal de l'estudi.

I dono el meu consentiment que les dades obtingudes seran emmagatzemades en un fitxer automatitzat, la informació de la qual és totalment confidencial, i exclusivament serà utilitzada amb finalitats científiques.

Així doncs, dono lliurement el meu consentiment per a la participació de l'estudi.

....

(data) (signatura)

REVOCACIÓ:

Jo.. (noms i cognoms)

de .... anys d'edat, amb domicili a ....

....

.... i DNI nº ....

Revoco el meu consentiment prestat en data de .... i no desitjo continuar formant part del present estudi, que dono en aquesta data per finalitzat.

A ...., ... (lloc i data)

Signatura:

11.7 Annex 7: Consentiment Informat per a les Dones

Estem realitzant un estudi de recerca sobre "les teràpies alternatives i complementaries en l'assistència al part". Per a fer-ho necessitem entrevistar a un grup de dones que hagin passat recentment per a l'experiència de la maternitat i que hagin utilitzat algun tipus de teràpia alternativa i complementaria per alleujar el dolor durant el part.

Si decideix participar en l'estudi una de les investigadores procedirà a entrevistar-la; l'entrevista tindrà una duració aproximada d'uns seixanta minuts; i en algun cas pot ser que se li demani repetir la trobada per tal d'ampliar la informació.

La seva participació en l'estudi, te un caràcter totalment voluntari, i es pot retirar del mateix en qualsevol moment, sense que això suposi en cap cas cap alteració de la relació assistencial establerta amb el seu equip assistencial.

Les dades obtingudes seran tractades amb total confidencialitat i de forma anònima.

La llevadora que sol·licita la seva participació podrà respondrà a qualsevol dubte o aclariment que vostè necessiti.

CONSENTIMENT

Jo ...., amb DNI......................., he llegit el full d'informació que se m'ha entregat i he pogut parlar i ampliar la informació amb la llevadora ....

Comprenc que la meva participació és voluntària i que em puc retirar de l'estudi qual vulgui i sense que això impliqui cap canvi en la relació assistencial.

Dono el meu consentiment en ser entrevistada per a l'estudi de recerca "Teràpies alternatives i complementaries en l'atenció al part: implantació i ús en els hospitals acreditats per a l'atenció natural al part normal i formació de les llevadores que hi donen assistència".

Data,

Signatura de la llevadora que ha informat   Signatura de la dona participant

REVOCACIÓ:

Jo... (noms i cognoms)

de .... anys d'edat, amb domicili a ....

....

.... i DNI nº ....

Revoco el meu consentiment prestat en data de .... i no desitjo continuar formant part del present estudi, que dono en aquesta data per finalitzat.

A ...., ... (lloc i data)

Signatura:

11.8 Annex 8: Resultats de l'anàlisi de les teràpies

PUNTS D'ACUPUNTURA

Formació de les llevadores en estimulació de punts d'acupuntura sobre les 237 estudiades.

Taula 56: Formació en acupuntura.

	N (%)
Formació en acupressió	23 (9,7)
Formació en acupressió prèvia a l'especialitat	6 (2,5)
Formació en acupressió posterior a l'especialitat	16 (6,8)
Formació continuada en el servei en acupressió	3 (1,3)
Formació en acupuntura	19 (8)
Formació en acupuntura prèvia a l'especialitat	4 (1,7)
Formació en acupuntura posterior a l'especialitat	16 (6,8)
Formació continuada en el servei en acupuntura	2 (0,8)
Formació en auriculopuntura	8 (3,4)
Formació en auriculopuntura prèvia a l'especialitat	0
Formació en auriculopuntura posterior a l'especialitat	7 (3)
Formació continuada en el servei en auriculopuntura	1 (0,4)

Hores de formació de les llevadores en estimulació de punts d'acupuntura. [k]

Taula 57: Formació en acupressió.

Hores formació en acupressió	N (%)
1	1 (0,4)
4	1 (0,4)
5	1 (0,4)
9	1 (0,4)
10	2 (0,8)
12	1 (0,4)
16	1 (0,4)
20	1 (0,4)
50	1 (0,4)
60	1 (0,4)
70	1 (0,4)
100	1 (0,4)
200	1 (0,4)
300	1 (0,4)
Total	15 (6,3)

mitjana /DE	mediana	moda	mínim	màxim
57,8 /85,61	16	10	1	300

[k] Les hores de formació han estat calculades per les llevadores de manera aproximada degut al fet de no disposar del nombre de crèdits exacte de cada TCA.

Taula 58: Hores de formació en acupuntura.

Hores formació en acupuntura				N (%)
2				1 (0,4)
4				1 (0,4)
5				1 (0,4)
8				1 (0,4)
10				2 (0,8)
20				2 (0,8)
70				1 (0,4)
200				1 (0,4)
300				4 (1,7)
Total				14 (5,9)
mitjana /DE	mediana	moda	mínim	màxim
110 / 134,34	20	300	2	300

Taula 59: Hores de formació en auriculopuntura.

Hores formació en auriculopuntura				N (%)
20				3 (1,3)
40				2 (0,8)
200				1 (0,4)
300				1 (0,4)
Total				7 (3)
mitjana /DE	mediana	moda	mínim	màxim
91,43 /112,46	40	20	20	300

Anys d'experiència de les llevadores en estimulació de punts d'acupuntura.

Taula 60: Anys d'experiència en acupressió.

Anys experiència en acupressió				N (%)
1				2 (0,8)
2				2 (0,8)
3				3 (1,3)
5				4 (1,7)
6				1 (0,4)
10				1 (0,4)
Total				12 (5,5)
mitjana /DE	mediana	moda	mínim	màxim
3,9 /2,4	3	5	1	10

Taula 61: Anys experiència en acupuntura.

Anys experiència en acupuntura				N (%)
1				3 (1,3)
2				1 (0,4)
3				2 (0,8)
5				1 (0,4)
25				1 (0,4)
Total				8 (3,4)
mitjana /DE	mediana	moda	mínim	màxim
5,12 /8,14	2,5	1	1	25

Taula 62: Anys experiència en auriculopuntura.

Anys experiència en auriculopuntura				N (%)
1				1 (0,4)
2				1 (0,4)
4				1 (0,4)
25				1 (0,4)
Total				4 (1,7)
mitjana /DE	mediana	moda	mínim	màxim
8 /11,4	3	1	1	25

Valoració del total de 237 llevadores sobre el grau d'utilitat de l'estimulació de punts d'acupuntura segons les indicacions descrites.

Taula 63: Percepció sobre la utilitat de l'estimulació de punts d'acupuntura.

		cap utilitat	poca utilitat	utilitat regular	bastant utilitat	molta utilitat	Total:
Alleujar el dolor	N (%)	17 /7,2)	2 (0,8)	9 (3,8)	7 (3)	5 (5,2)	40 /16,9)
Estimular les contraccions	N (%)	15 (6,3)	2 (0,8)	2 (0,8)	11 (4,6)	5 (5,2)	35 (14,8)
Afavorir la dilatació	N (%)	15 (6,3)	2 (0,8)	1 (0,4)	9 (3,8)	4 (1,7)	31 (13,1)

Dones que han rebut estimulació de punts d'acupuntura en els 3 mesos previs a la realització del qüestionari.

Taula 64: Dones que han rebut estimulació de punts d'acupuntura.

	N
Dones que han rebut acupressió	60
Dones que han rebut acupuntura	7
Dones que han rebut auriculopuntura	0
Total:	67

AROMATERAPIA:

Formació de les llevadores en aromateràpia sobre les 237 estudiades.

Taula 65: Formació en aromateràpia.

	N (%)
Formació en aromateràpia	32 (13,5)
Formació en aromateràpia prèvia a l'especialitat	7 (3)
Formació en aromateràpia posterior a l'especialitat	25 (10,5)
Formació continuada en el servei en aromateràpia	8 (3,4)

Hores de formació de les llevadores en aromateràpia.

Taula 66: Hores de formació en aromateràpia.

Hores formació en aromateràpia				N (%)
3				3 (1,3)
4				3 (1,3)
5				1 (0,4)
10				3 (1,3)
12				4 (1,7)
20				2 (0,8)
24				1 (0,4)
40				2 (0,8)
60				1 (0,4)
Total				20 (8,4)
mitjana /DE	mediana	moda	mínim	màxim
15,4 /15,23	11	12	3	60

Anys d'experiència de les llevadores en aromateràpia.

Taula 67: Anys experiència en aromateràpia.

Anys				N (%)
1				3 (1,3)
2				4 (1,7)
3				1 (0,4)
3,5				1 (0,4)
4				1 (0,4)
5				1 (0,4)
6				2 (0,8)
8				1 (0,4)
15				2 (0,8)
Total				16 (6,8)
mitjana /DE	mediana	moda	mínim	màxim
4,78 /4,48	3,25	2	1	15

Valoració del total de 237 llevadores sobre el grau d'utilitat de l'aromateràpia segons les indicacions descrites.

Taula 68: Percepció sobre el grau d'utilitat de l'aromateràpia.

		cap utilitat	poca utilitat	utilitat regular	bastant utilitat	molta utilitat	Total:
Estimula les contraccions	N (%)	14 (5,9)	7 (3)	7 (3)	3 (1,3)	1 (0,4)	32 (13,5)
Disminueix l'ansietat	N (%)	10 (4,2)	7 (3)	9 (3,8)	8 (3,4)	2 (0,8)	36 (15,2)

Dones que han rebut aromateràpia en els 3 mesos previs a la realització del qüestionari: 28.

APLICACIÓ DE COMPRESES EN EL PERINEU:

Formació de les llevadores en aplicació de compreses sobre les 237 estudiades.

Taula 69: Formació en aplicació de compreses.

	N (%)
Formació en aplicació de compreses	123 (51,9)
Formació en aplicació de compreses prèvia a l'especialitat	79 (33,3)
Formació en aplicació de compreses posterior a l'especialitat	52 (21,9)
Formació continuada en el servei en aplicació de compreses	46 (19,4)

Hores de formació de les llevadores en aplicació de compreses al perineu.

Taula 70: Hores de formació en aplicació de compreses.

Hores	N (%)
1	9 (3,8)
2	9 (3,8)
3	2 (0,8)
4	4 (1,7)
5	4 (1,7)
8	2 (0,8)
10	1 (0,4)
12	1 (0,4)
20	3 (1,3)
30	1 (0,4)
150	1 (0,4)
Total:	37 (15,6)

mitjana /DE	mediana	moda	mínim	màxim
9,38/24,69	3	1	1	150

Anys d'experiència de les llevadores en aplicació de compreses al perineu.

Taula 71: Anys d'experiència en aplicació de compreses.

Anys	N (%)
1	5 (2,1)
1,5	1 (0,4)
1,75	1 (0,4)
1,8	1 (0,4)
2	13 (5,5)
3	7 (3)
4	13 (5,5)
5	7 (3)
6	8 (3,4)
7	1 (0,4)
8	2 (0,8)
9	3 (1,3)
10	4 (1,7)
11	1 (0,4)
12	1 (0,4)
14	1 (0,4)
15	1 (0,4)
19	1 (0,4)
21	1 (0,4)
26	1 (0,4)
Total	73 (30,8)

mitjana /DE	mediana	moda	mínim	màxim
5,4 /4,7	4	2	1	26

Valoració del total de 237 llevadores sobre el grau d'utilitat de l'aplicació de compreses al perineu segons les indicacions descrites.

Taula 72: Percepció sobre la utilitat en aplicació de compreses al perineu.

		poca utilitat	utilitat regular	bastant utilitat	molta utilitat	Total:
Alleujar el dolor	N (%)	4 (1,7)	25 (10,5)	61 (25,7)	32 (13,5)	122 (51,5)
Reducció del trauma perineal	N (%)	10 (4,2)	15 (6,3)	59 (24,9)	29 (12,2)	113 (47,7)

Dones a les quals se'ls ha aplicat compreses en el perineu en els 3 mesos previs a la realització del qüestionari: 1154.

ESSÈNCIES FLORALS:

Formació de les llevadores en essències florals sobre les 237 estudiades.

Taula 73: Formació en essències florals.

	N (%)
Formació en essències florals	29 (12,2)
Formació en essències florals prèvia a l'especialitat	4 (1,7)
Formació en essències florals posterior a l' especialitat	22 (9,3)
Formació continuada en el servei en essències florals	7 (3)

Hores de formació de les llevadores en essències florals.

Taula 74: Hores de formació en essències florals.

Hores	N (%)
1	1 (0,4)
4	1 (0,4)
10	1 (0,4)
16	2 (0,8)
20	4 (1,7)
24	1 (0,4)
25	1 (0,4)
30	2 (0,8)
40	1 (0,4)
60	1 (0,4)
70	1 (0,4)
80	2 (0,8)
Total	18 (7,6)

mitjana /DE	mediana	moda	mínim	màxim
31,44 /24,65	22	20	1	80

Anys d'experiència de les llevadores en essències florals.

Taula 75: Anys d'experiència en essències florals.

Anys	N (%)
0,3	1 (0,4)
1	2 (0,8)
2	5 (2,1)
3	4 (1,7)
4,5	1 (0,4)
5	2 (0,8)
6	1 (0,4)
8	1 (0,4)
10	1 (0,4)
12	1 (0,4)
15	1 (0,4)
Total	20 (8,4)

mitjana /DE	mediana	moda	mínim	màxim
4,49 /3,9	3	2	0,3	15

Valoració del total de 237 llevadores sobre el grau d'utilitat de les essències florals segons les indicacions descrites.

Taula 76: Percepció sobre la utilitat de les essències florals.

		cap utilitat	poca utilitat	utilitat regular	bastant utilitat	molta utilitat	Total:
Disminuir pors	N (%)	15 (6,3)	2 (0,8)	4 (1,7)	11 (4,6)	6 (2,5)	38 (16)
Disminuir l'ansietat	N (%)	14 (5,9)	3 (1,3)	4 (1,7)	11 (4,6)	6 (2,5)	38 (16)
Millorar el benestar fetal	N (%)	16 (6,8)		2 (0,8)	6 (2,5)	4 (1,7)	28 (11,8)
Disminuir el desànim	N (%)	14 (5,9)	1 (0,4)	3 (1,3)	9 (3,8)	4 (1,7)	31 (13,1)

Dones que han rebut en essències florals en els 3 mesos previs a la realització del qüestionari: 67.

FITOTERAPIA:

Formació de les llevadores en fitoteràpia sobre les 237 estudiades.

Taula 77: Formació en fitoteràpia.

	N (%)
Formació en fitoteràpia	41 (17,3)
Formació en fitoteràpia prèvia a l'especialitat	14 (5,9)
Formació en fitoteràpia posterior a l'especialitat	27 (11,4)
Formació continuada en el servei en fitoteràpia	7 (3)

Hores formació de les llevadores en fitoteràpia.

Taula 78: Hores de formació en fitoteràpia.

Hores:	N (%)
2	2 (0,8)
4	2 (0,8)
5	1 (0,4)
6	1 (0,4)
10	4 (1,7)
12	3 (1,3)
16	2 (0,8)
20	3 (1,3)
30	2 (0,8)
40	1 (0,4)
50	2 (0,8)
60	1 (0,4)
100	2 (0,8)
300	2 (0,8)
Total	28 (11,8)

mitjana /DE	mediana	moda	mínim	màxim
44,68/ 76,68	16	10	2	300

Anys d'experiència de les llevadores en fitoteràpia.

Taula 79: Anys d'experiència en fitoteràpia.

Anys	N (%)
1	5 (2,1)
2	6 (2,5)
3	3 (1,3)
5	2 (0,8)
6	1 (0,4)
8	2 (0,8)
9	1 (0,4)
20	1 (0,4)
21	1 (0,4)
Total	22 (9,3)

mitjana /DE	mediana	moda	mínim	màxim
4,91/5,62	2,5	2	1	21

Valoració del total de 237 llevadores sobre el grau d'utilitat de la fitoteràpia segons les indicacions descrites.

Taula 80: Percepció sobre la fitoteràpia.

		cap utilitat	poca utilitat	utilitat regular	bastant utilitat	molta utilitat	Total:
Estimulació contraccions uterines	N (%)	22 (9,3)	4(1,7)	8 (3,4)	14 (5,9)	1 (0,4)	49 (20,7)
Afavorir la dilatació cervical	N (%)	18 (7,6)	5 (2,1)	4 (1,7)	11 (4,6)	1 (0,4)	39 (16,5)

Dones que han rebut fitoteràpia en els 3 mesos previs a la realització del qüestionari: 119.

HIDROTERAPIA:

Formació de les llevadores en hidroteràpia sobre les 237 estudiades.

Taula 81: Formació en hidroteràpia.

	N (%)
Formació en hidroteràpia	88 (37,1)
Formació en hidroteràpia prèvia a l'especialitat	46 (19,4)
Formació en hidroteràpia posterior a l'especialitat	43 (18,1)
Formació continuada en el servei en hidroteràpia	27 (11,4)

Hores de formació de les llevadores en hidroteràpia.

Taula 82: Hores de formació en hidroteràpia.

Hores				N (%)
1				4 (1,7)
2				1 (0,4)
3				2 (0,8)
4				1 (0,4)
8				2 (0,8)
10				6 (2,5)
12				2 (0,8)
15				2 (0,8)
18				1 (0,4)
20				7 (3)
30				3 (1,3)
36				1 (0,4)
40				3 (1,3)
100				1 (0,4)
210				1 (0,4)
Total				37 (15,6)
mitjana /DE	mediana	moda	mínim	màxim
23,24 /36,34	15	20	1	210

Anys d'experiència de les llevadores en hidroteràpia.

Taula 83: Anys d'experiència en hidroteràpia.

Anys				N (%)
1				5 (2,1)
1,4				1 (0,4)
1,75				1 (0,4)
1,8				1 (0,4)
2				11 (4,6)
2,8				1 (0,4)
3				4 (1,7)
4				7 (3)
5				7 (3)
6				6 (2,5)
10				3 (1,3)
11				1 (0,4)
15				1 (0,4)
20				1 (0,4)
21				1 (0,4)
27				1 (0,4)
Total				52 (21,9)
mitjana /DE	mediana	moda	mínim	màxim
5,18 /5,27	4	2	1	274

Valoració del total de 237 llevadores sobre el grau d'utilitat de la hidroteràpia segons les indicacions descrites.

Taula 84: Percepció sobre la hidroteràpia.

		cap utilitat	poca utilitat	utilitat regular	bastant utilitat	molta utilitat	Total:
Alleujament del dolor	N (%)	4 (1,7)	7 (3)	11 (4,6)	62 (26,2)	54 (22,8)	138 (58,2)
Afavorir la dilatació cervical	N (%)	6 (2,5)	8 (3,4)	14 (5,9)	56 (23,6)	39 (16,5)	123 (51,9)
Relaxació	N (%)		1 (0,8)		9 (3,8)	9 (3,8)	19 (8)

Dones que han rebut hidroteràpia en els 3 mesos previs a la realització del qüestionari: 563.

HIPNOSI:

Formació de les llevadores en hipnosi de les 237 estudiades.

Taula 85: Formació en hipnosi.

	N (%)
Formació en hipnosi	18 (7,6)
Formació en hipnosi prèvia a l'especialitat	4 (1,7)
Formació en hipnosi posterior a l'especialitat	9 (3,8)
Formació continuada en el servei en hipnosi	8 (3,4)

Hores de formació de les llevadores en hipnosi.

Taula 86: Hores de formació en hipnosi.

Hores				N (%)
1				2 (0,8)
4				2 (0,8)
10				1 (0,4)
12				1 (0,4)
16				1 (0,4)
20				4 (1,7)
26				1 (0,4)
90				1 (0,4)
Total				13 (5,5)
mitjana /DE	mediana	moda	mínim	màxim
18,77 /22,96	16	20	1	90

Anys d'experiència de les llevadores en hipnosi.

Taula 87: Anys d'experiència en hipnosi.

Anys				N (%)
0,6				1 (0,4)
1				3 (1,3)
4				1 (0,4)
5				1 (0,4)
10				1 (0,4)
20				1 (0,4)
Total				8 (3,4)
mitjana /DE	mediana	moda	mínim	màxim
5,3 /6,73	2,5	1	0,6	20

Valoració del total de 237 llevadores sobre el grau d'utilitat de la hipnosis segons les indicacions descrites.

Taula 88: Percepció sobre la hipnosi.

		cap utilitat	poca utilitat	utilitat regular	bastant utilitat	molta utilitat	Total:
Alleujament del dolor	N (%)	17 (7,2)	3 (1,3)	6 (2,5)	7 (3)	1 (0,4)	34 (14,3)

Dones que han rebut hipnosi en els 3 mesos previs a la realització del qüestionari: 11.

HOMEOPATIA:

Formació de les llevadores en homeopatia sobre les 237 estudiades.

Taula 89: Formació en homeopatia.

	N (%)
Formació en homeopatia	72 (30,4)
Formació en homeopatia prèvia a l'especialitat	17 (7,2)
Formació en homeopatia posterior a l'especialitat	48 (20,3)
Formació continuada en el servei en homeopatia	25 (10,5)

Hores de formació de les llevadores en homeopatia.

Taula 90: Hores de formació en homeopatia.

Hores	N (%)
2	4 (1,7)
4	5 (2,1)
5	3 (1,3)
6	1 (0,4)
8	3 (1,3)
9	1 (0,4)
10	10 (4,2)
12	1 (0,4)
15	2 (0,8)
20	11 (4,6)
30	2 (0,8)
36	1 (0,4)
40	1 (0,4)
50	2 (0,8)
100	1 (0,4)
Total	48 (20,3)

mitjana /DE	mediana	moda	mínim	màxim
16,25 /16,94	10	20	2	100

Anys d'experiència de les llevadores en homeopatia.

Taula 91: Anys d'experiència en homeopatia.

Anys	N (%)
0,5	1 (0,4)
1	3 (1,3)
1,4	1 (0,4)
2	11 (4,6)
3	5 (2,1)
4	5 (2,1)
5	1 (0,4)
6	3 (1,3)
Total	30 (12,7)

mitjana /DE	mediana	moda	mínim	màxim
2,83 /1,51	2	2	0,5	6

Valoració del total de 237 llevadores sobre el grau d'utilitat de la homeopatia segons les indicacions descrites.

Taula 92: Percepció sobre la homeopatia.

		cap utilitat	poca utilitat	utilitat regular	bastant utilitat	molta utilitat	Total:
Estimula les contraccions	N (%)	17 (7,2)	4 (1,7)	12 (5,1)	23 (9,7)	7 (3)	63 (26,6)
Disminueix l'ansietat i les pors	N (%)	4 (1,7)		5 (2,1)	3 (1,3)	2 (0,8)	14 (5,9)
Afavoreix la dilatació	N (%)	1 (0,4)			3 (1,3)	2 (0,8)	6 (2,5)
Millora l'ànim	N (%)	1 (0,4)			1 (0,4)		2 (0,8)
Induccions	N (%)	1 (0,4)		1 (0,4)		2 (0,8)	3 (1,3)

Dones que han rebut homeopatia en els 3 mesos previs a la realització del qüestionari: 240.

INJECCIONS D'AIGUA ESTÈRIL SUBCUTÀNIES A ZONA LUMBAR:

Formació de les llevadores en injeccions d'aigua estèril sobre les 237 estudiades.

Taula 93: Formació en injeccions.

	N (%)
Formació en injeccions d'aigua estèril	66 (27,8)
Formació en injeccions prèvia a l'especialitat	33 (13,9)
Formació en injeccions posterior a l'especialitat	29 (12,2)
Formació continuada en el servei en injeccions	13 (5,5)

Hores de formació de les llevadores en injeccions d'aigua estèril.

Taula 94: Hores de formació en injeccions.

Hores	N (%)
1	6 (2,5)
2	7 (3)
3	1 (0,4)
4	3 (1,3)
5	5 (2,1)
6	1 (0,4)
7	1 (0,4)
8	1 (0,4)
10	5 (2,1)
30	1 (0,4)
Total	31 (13,1)

mitjana /DE	mediana	moda	mínim	màxim
5,18 /5,5	4	2	1	30

Anys d'experiència de les llevadores en injeccions d'aigua estèril.

Taula 95: Anys d'experiència en injeccions.

Anys	N (%)
1	4 (1,7)
2	6 (2,5)
4	5 (2,1)
5	1 (0,4)
10	1 (0,4)
Total	17 (7,2)

mitjana /DE	mediana	moda	mínim	màxim
3 /2,23	2	2	1	10

Valoració del total de 237 llevadores sobre el grau d'utilitat de les injeccions d'aigua estèril segons les indicacions descrites.

Taula 96: Percepció sobre les injeccions.

		cap utilitat	poca utilitat	utilitat regular	bastant utilitat	molta utilitat	Total:
Alleujar el dolor	N (%)	15 (6,3)	9 (3,8)	10 (4,2)	10 (4,2)	4 (1,7)	48 (20,3)

Dones que han rebut injeccions d'aigua estèril en els 3 mesos previs a la realització del qüestionari: 28.

IOGA:

Formació de les llevadores en ioga sobre les 237 estudiades.

Taula 97: Formació en ioga.

	N (%)
Formació en ioga	41 (17,3)
Formació en ioga prèvia a l'especialitat	10 (4,2)
Formació en ioga posterior a l'especialitat	32 (13,5)
Formació continuada en el servei en ioga	12 (5,1)

Hores de formació de les llevadores en ioga.

Taula 98: Hores de formació en ioga.

Hores				N (%)
4				1 (0,4)
8				1 (0,4)
10				3 (1,3)
20				9 (3,8)
25				1 (0,4)
30				1 (0,4)
40				1 (0,4)
50				2 (0,8)
85				1 (0,4)
90				1 (0,4)
96				1 (0,4)
100				1 (0,4)
200				3 (1,3)
300				1 (0,4)
800				1 (0,4)
Total				28 (11,8)
mitjana /DE	mediana	moda	mínim	màxim
88,86 /158,18	22,5	20	4	800

Anys d'experiència de les llevadores en ioga.

Taula 99: Anys d'experiència en ioga.

Anys				N (%)
1				6 (2,5)
2				4 (1,7)
3				5 (2,1)
4				2 (0,8)
5				3 (1,3)
6				1 (0,4)
8				1 (0,4)
9				1 (0,4)
10				1 (0,4)
12				1 (0,4)
14				1 (0,4)
15				1 (0,4)
30				1 (0,4)
Total				28 (11,8)
mitjana /DE	mediana	moda	mínim	màxim
5,57 /6,23	3	1	1	30

Valoració del total de 237 llevadores sobre el grau d'utilitat de la ioga segons les indicacions descrites.

Taula 100: Percepció sobre el ioga.

		cap utilitat	utilitat regular	bastant utilitat	molta utilitat	Total:
Afavorir la dilatació cervical	N (%)	17 (7,2)	7 (3)	11 (4,6)	17 (7,2)	52 (21,9)
Millorar la concentració	N (%)	16 (6,8)	9 (3,8)	12 (5,1)	13 (5,5)	50 (21,1)
Millora la mobilitat pelviana	N (%)	4 (1,7)		1 (0,4)	2 (0,8)	7 (3)
Afavoreix control respiració	N (%)				2 (0,8)	2 (0,8)

Dones que han rebut ioga en els 3 mesos previs a la realització del qüestionari: 446.

MASSATGES:

Formació de les llevadores en massatges sobre les 237 estudiades.

Taula 101: Formació en massatges.

	N (%)
Formació en massatges	108 (45,6)
Formació en massatges prèvia a l'especialitat	59 (24,9)
Formació en massatges posterior a l'especialitat	58 (24,5)
Formació continuada en el servei en massatges	24 (11,1)

Hores de formació de les llevadores en massatges.

Taula 102: Hores de formació en massatges.

Hores	N (%)
1	4 (1,7)
2	5 (2,1)
3	1 (0,4)
4	2 (0,8)
5	2 (0,8)
6	1 (0,4)
8	3 (1,3)
10	11 (4,6)
12	1 (0,4)
16	1 (0,4)
20	9 (3,8)
30	1 (0,4)
40	5 (2,1)
50	1 (0,4)
60	2 (0,8)
70	1 (0,4)
90	1 (0,4)
100	2 (0,8)
200	1 (0,4)
300	1 (0,4)
350	1 (0,4)

mitjana /DE	mediana	moda	mínim	màxim
35,59 /65,86	10	10	1	350

Anys d'experiència de les llevadores en massatges.

Taula 103: Anys d'experiència en massatges.

Anys	N (%)			
1	3 (1,3)			
1,5	1 (0,4)			
1,75	1 (0,4)			
2	8 (3,4)			
3	2 (0,8)			
4	5 (2,1)			
5	6 (2,5)			
6	5 (2,1)			
7	2 (0,8)			
8	2 (0,8)			
10	2 (0,8)			
12	3 (1,3)			
13	2 (0,8)			
15	1 (0,4)			
17	1 (0,4)			
20	3 (1,3)			
21	1 (0,4)			
25	1 (0,4)			
27	1 (0,4)			
Total	50 (21,1)			
mitjana /DE	mediana	moda	mínim	màxim
7,71 /6,708	5	2	1	27

Valoració del total de 237 llevadores sobre el grau d'utilitat dels massatges segons les indicacions descrites.

Taula 104: Percepció sobre els massatges.

		cap utilitat	poca utilitat	utilitat regular	bastant utilitat	molta utilitat	Total:
Alleujar el dolor	N (%)	2 (0,8)	5 (2,1)	36 (15,2)	71 (30)	29 (12,2)	143 (60,3)
Disminuir l'ansietat	N (%)	3 (1,3)	2 (0,8)	22 (90,3)	57 (24,12)	31 (13,1)	115 (48,5)

Dones que han rebut massatges en els 3 mesos previs a la realització del qüestionari: 1087.

MEDICINA ORTOMOLECULAR:

Formació de les llevadores en medicina ortomolecular sobre les 237 estudiades.

Taula 105: Formació en medicina ortomolecular.

	N (%)
Formació en medicina ortomolecular	4 (1,7)
Formació en medicina ortomolecular posterior a l'especialitat	4 (1,7)
Formació continuada en el servei en medicina ortomolecular	1 (0,4)

Hores de formació de les llevadores en medicina ortomolecular.

Taula 106: Hores de formació en medicina ortomolecular.

Hores:	N (%)
2	1 (0,4)
30	1 (0,4)
50	1 (0,4)
60	1 (0,4)
Total	4 (1,7)

mitjana /DE	mediana	moda	mínim	màxim
35,5/25,6	40	2	2	60

Anys d'experiència de les llevadores en medicina ortomolecular.

Taula 107: Anys d'experiència en medicina ortomolecular.

Anys	N (%)
1	2 (0,8)
3	1 (0,4)
6	1 (0,4)
Total	4 (1,7)

mitjana /DE	mediana	moda	mínim	màxim
2,75 / 2,36	2	1	1	6

Valoració del total de 237 llevadores sobre el grau d'utilitat de la medicina ortomolecular segons les indicacions descrites.

Taula 108: Percepció sobre la medicina ortomolecular.

		cap utilitat	poca utilitat	utilitat regular	Total:
Estimulació contraccions uterines	N (%)	18 (7,6)	3 (1,3)	1 (0,4)	22 (9,3)

Dones que han rebut medicina ortomolecular en els 3 mesos previs a la realització del qüestionari: 2.

MUSICOTERAPIA:

Formació de les llevadores en musicoteràpia sobre les 237 estudiades.

Taula 109: Formació en musicoteràpia.

	N (%)
Formació en musicoteràpia	65 (27,4)
Formació en musicoteràpia prèvia a l'especialitat	34 (14,3)
Formació en musicoteràpia posterior a l'especialitat	27 (11,4)
Formació continuada en el servei en musicoteràpia	18 (7,6)

Hores de formació de les llevadores en musicoteràpia.

Taula 110: Formació en musicoteràpia.

Hores				N (%)
1				2 (0,8)
2				1 (0,4)
4				2 (0,8)
5				2 (0,8)
6				2 (0,8)
8				2 (0,8)
10				4 (1,7)
15				2 (0,8)
20				5 (2,1)
60				1 (0,4)
100				1 (0,4)
mitjana /DE	mediana	moda	mínim	màxim
15,83 /21,9	10	20	1	100

Anys d'experiència de les llevadores en musicoteràpia.

Taula 111: Anys d'experiència en musicoteràpia.

Anys	N (%)
0,5	1 (0,4)
1	3 (1,3)
1,8	1 (0,4)
2	3 (1,3)
3	4 (1,7)
4	7 (3)
5	4 (1,7)
6	2 (0,8)
7	1 (0,4)
8	1 (0,4)
9	1 (0,4)
10	5 (2,1)
12	1 (0,4)
15	2 (0,8)
20	1 (0,4)
21	1 (0,4)
25	1 (0,4)
30	1 (0,4)
Total	40 (16,9)

mitjana /DE	mediana	moda	mínim	màxim
7,38/ 6,81	5	4	0,5	30

Valoració del total de 237 llevadores sobre el grau d'utilitat de la musicoteràpia segons les indicacions descrites.

Taula 112: Percepció sobre la musicoteràpia.

		cap utilitat	poca utilitat	utilitat regular	bastant utilitat	molta utilitat	Total:
Afavorir la relaxació	N (%)	7 (3)	5 (2,1)	36 (15,2)	46 (19,4)	22 (9,3)	116 (48,9)
Millorar la concentració	N (%)	6 (2,5)	5 (2,1)	20 (8,4)	27 (11,4)	11 (4,6)	69 (29,1)

Dones que han rebut musicoteràpia en els 3 mesos previs a la realització del qüestionari: 898.

RECOLZAMENT CONTINU:

Formació de les llevadores en recolzament continu sobre les 237 estudiades.

Taula 113: Formació en recolzament continu.

	N (%)
Formació en recolzament continu	132 (55,7)
Formació en recolzament continu previ a l'especialitat	97 (40,9)
Formació en recolzament continu posterior a l'especialitat	63 (26,6)
Formació continuada en el servei en recolzament continu	46 (19,4)

Hores de formació de les llevadores en recolzament continu.

Taula 114: Hores de formació en recolzament continu.

Hores	N (%)
1	3 (1,3)
2	1 (0,4)
5	2 (0,8)
10	4 (1,7)
18	1 (0,4)
20	9 (3,8)
25	1 (0,4)
30	3 (1,3)
40	4 (1,7)
60	1 (0,4)
80	1 (0,4)
100	1 (0,4)
120	1 (0,4)
180	1 (0,4)
200	1 (0,4)
240	1 (0,4)
300	1 (0,4)
350	1 (0,4)
Total:	37 (15,6)

mitjana /DE	mediana	moda	mínim	màxim
58,32/85,82	20	20	1	35

Anys experiència de les llevadores en recolzament continu.

Taula 115: Anys d'experiència en recolzament continu.

Anys	N (%)
1	2 (0,8)
1,5	1 (0,4)
1,75	1 (0,4)
1,8	1 (0,4)
2	9 (3,8)
3	7 (3)
4	8 (3,4)
5	6 (2,5)
6	6 (2,5)
7	3 (1,3)
8	3 (1,3)
9	3 (1,3)
10	4 (1,7)
11	1 (0,4)
12	2 (0,8)
13	1 (0,4)
15	2 (0,8)
17	2 (0,8)
19	2 (0,8)
20	2 (0,8)
21	1 (0,4)
25	3 (1,3)
26	1 (0,4)
27	2 (0,8)
30	4 (1,7)
36	1 (0,4)
Total	78 (32,9)

mitjana /DE	mediana	moda	mínim	màxim
9,97/ 9,04	6	2	1	36

Valoració del total de 237 llevadores sobre el grau d'utilitat del recolzament continu segons les indicacions descrites.

Taula 116: Percepció sobre el recolzament continu.

		cap utilitat	poca utilitat	bastant utilitat	molta utilitat	Total:
Disminuir l'ansietat	N (%)	1 (0,4)	9 (3,8)	61 (25,7)	112 (47,3)	183 (77,2)
Feina de les llevadores	N (%)	1 (0,4)			2 (0,8)	3 (1,3)
Augment de la consciència	N (%)			2 (0,8)	9 (3,8)	11 (4,6)
Disminució de pors	N (%)			5 (2,1)	6 (2,5)	11 (4,6)

Dones que han rebut recolzament continu en els 3 mesos previs a la realització del qüestionari: 2174.

REFLEXOTERAPIA:

Formació de les llevadores en reflexoteràpia sobre les 237 estudiades.

Taula 117: Formació en reflexoteràpia.

	N (%)
Formació en reflexoteràpia	60 (25,3)
Formació en reflexoteràpia prèvia a l'especialitat	20 (8,4)
Formació en reflexoteràpia posterior a l'especialitat	34 (14,3)
Formació continuada en el servei en reflexoteràpia	13 (5,5)

Hores de formació de les llevadores en reflexoteràpia.

Taula 118: Hores de formació en reflexoteràpia.

Hores	N (%)
1	1 (0,4)
2	2 (0,8)
5	3 (1,3)
8	3 (1,3)
9	1 (0,4)
10	1 (0,4)
16	2 (0,8)
18	1 (0,4)
20	8 (3,4)
24	1 (0,4)
25	2 (0,8)
26	1 (0,4)
30	1 (0,4)
40	7 (3)
60	4 (1,7)
100	1 (0,4)
150	1 (0,4)
190	1 (0,4)
200	1 (0,4)
318	1 (0,4)
Total	43 (18,1)

mitjana /DE	mediana	moda	mínim	màxim
43,74 /61,91	20	20	1	318

Anys d'experiència de les llevadores en reflexoteràpia.

Taula 119: Anys d'experiència en reflexoteràpia.

Anys	N (%)
0,25	1 (0,4)
0,5	1 (0,4)
1	3 (1,3)
1,5	1 (0,4)
2	4 (1,7)
3	7 (3)
4	2 (0,8)
5	4 (1,7)
6	1 (0,4)
7	1 (0,4)
8	1 (0,4)
10	2 (0,8)
12	1 (0,4)
15	1 (0,4)
20	1 (0,4)
25	1 (0,4)
Total	32 (13,5)

mitjana /DE	mediana	moda	mínim	màxim
5,47 /5,67	3	3	0,25	25

Valoració del total de 237 llevadores sobre el grau d'utilitat de reflexoteràpia segons les indicacions descrites.

Taula 120: Percepció sobre la reflexoteràpia.

		cap utilitat	poca utilitat	utilitat regular	bastant utilitat	molta utilitat	Total:
Estimular les contraccions	N (%)	17 (7,2)	2 (0,8)	10 (4,2)	19 (8)	1 (0,4)	49 (20,7)
Afavorir la relaxació	N (%)	6 (2,5)		3 (1,3)	4 (1,7)	2 (0,8)	15 (6,3)
Expulsió de la placenta	N (%)	1 (0,4)			2 (0,8)		3 (1,3)
Disminuir l'ansietat	N (%)				3 (1,3)		3 (1,3)

Dones que han rebut reflexoteràpia en els 3 mesos previs a la realització del qüestionari: 66.

REIKI:

Formació de les llevadores en Reiki sobre les 237 estudiades.

Taula 121: Formació en Reiki.

	N (%)
Formació en Reiki	13 (5,5)
Formació en Reiki prèvia a l'especialitat	2 (0,8)
Formació en Reiki posterior a l' especialitat	9 (3,8)
Formació continuada en el servei en Reiki	1 (0,4)

Hores a de formació de les llevadores en Reiki.

Taula 122: Formació en Reiki.

Hores	N (%)
1	1 (0,4)
2	1 (0,4)
5	1 (0,4)
10	1 (0,4)
16	1 (0,4)
20	1 (0,4)
24	1 (0,4)
40	1 (0,4)
42	1 (0,4)
250	1 (0,4)
Total	10 (4,2)

mitjana /DE	mediana	moda	mínim	màxim
41 /74,84	18	1	1	250

Anys d'experiència de les llevadores en Reiki.

Taula 123: Anys d'experiència en Reiki.

Anys	N (%)
3	2 (0,8)
12	1 (0,4)
15	1 (0,4)
Total	4 (1,7)

mitjana /DE	mediana	moda	mínim	màxim
8,25 /6,18	7,5	3	3	15

Valoració del total de 237 llevadores sobre el grau d'utilitat del Reiki segons les indicacions descrites.

Taula 124: Percepció sobre el Reiki.

		cap utilitat	poca utilitat	utilitat regular	bastant utilitat	Total:
Disminuir l'ansietat	N (%)	13 (5,5)	3 (1,3)	3 (1,3)	7 (3)	26 (11)
Relaxar	N (%)	3 (1,3)			1 (0,4)	4 (1,7)

Dones que han rebut en Reiki en els 3 mesos previs a la realització del qüestionari: 2.

TACTE TERAPÈUTIC:

Formació de les llevadores en tacte terapèutic sobre les 237 estudiades.

Taula 125: Formació en tacte terapèutic.

	N (%)
Formació en tacte terapèutic	40 (16,9)
Formació en tacte terapèutic previ a l'especialitat	17 (7,2)
Formació en tacte terapèutic posterior a l'especialitat	23 (9,7)
Formació continuada en el servei en tacte terapèutic	8 (3,4)

Hores de formació de les llevadores en tacte terapèutic.

Taula 126: Hores de formació en tacte terapèutic.

Hores	N (%)
5	1 (0,4)
8	4 (1,7)
10	3 (1,3)
16	1 (0,4)
20	4 (1,7)
30	3 (1,3)
40	3 (1,3)
60	1 (0,4)
100	1 (0,4)
Total	21 (8,9)

mitjana /DE	mediana	moda	mínim	màxim
25,38 /22,37	20	8	5	100

Anys d'experiència de les llevadores en tacte terapèutic.

Taula 127: Anys d'experiència en tacte terapèutic.

Anys	N (%)
0,5	1 (0,4)
1	3 (1,3)
2	6 (2,5)
3	2 (0,8)
4	1 (0,4)
5	1 (0,4)
6	1 (0,4)
7	1 (0,4)
9	1 (0,4)
19	1 (0,4)
20	2 (0,8)
21	1 (0,4)
Total	21 (8,9)

mitjana /DE	mediana	moda	mínim	màxim
6,31 /7,13	3	2	0,5	21

Valoració del total de 237 llevadores sobre el grau d'utilitat del tacte terapèutic segons les indicacions descrites.

Taula 128: Percepció sobre el tacte terapèutic.

		cap utilitat	poca utilitat	utilitat regular	bastant utilitat	molta utilitat	Total:
Disminuir l'ansietat	N (%)	11 (4,6)	4 (1,7)	13 (5,5)	24 (10,1)	16 (6,8)	68 (28,7)
Augmentar la seguretat	N (%)			1 (0,4)	2 (0,8)		3 (1,3)

Dones que han rebut tacte terapèutic en els 3 mesos previs a la realització del qüestionari: 820.

TÈCNIQUES DE RELAXACIÓ:

Formació de les llevadores en tècniques de relaxació sobre les 237 estudiades.

Taula 129: Formació en en tècniques de relaxació.

	N (%)
Formació en tècniques de relaxació	166 (73,8)
Formació en tècniques de relaxació previ a l'especialitat	135 (57)
Formació en tècniques de relaxació posterior a l'especialitat	85 (35,9)
Formació continuada en el servei en tècniques de relaxació	38 (16)

Hores de formació de les llevadores en tècniques de relaxació.

Taula 130: Hores de formació en tècniques de relaxació.

Hores	N (%)
1	3 (1,3)
2	4 (1,7)
4	6 (2,5)
5	1 (0,4)
7	1 (0,4)
8	5 (2,1)
10	8 (3,4)
14	1 (0,4)
15	3 (1,3)
16	1 (0,4)
20	15 (6,3)
25	1 (0,4)
30	6 (2,5)
36	1 (0,4)
40	8 (3,4)
50	1 (0,4)
60	6 (2,5)
80	1 (0,4)
100	2 (0,8)
120	1 (0,4)
300	1 (0,4)
350	1 (0,4)
Total	77 (32,5)

mitjana /DE	mediana	moda	mínim	màxim
33,29 /53,88	20	20	1	350

Anys d'experiència de les llevadores en tècniques de relaxació.

Taula 131: Anys d'experiència en tècniques de relaxació.

Anys	N (%)
1	2 (0,8)
1,5	1 (0,4)
1,75	1 (0,4)
1,8	1 (0,4)
2	10 (4,2)
3	4 (1,7)
4	9 (3,8)
5	4 (1,7)
6	5 (2,1)
7	5 (2,1)
8	2 (0,8)
9	2 (0,8)
10	8 (3,4)
11	2 (0,8)
12	2 (0,8)
13	2 (0,8)
14	1 (0,4)
15	3 (1,3)
17	1 (0,4)
19	1 (0,4)
20	4 (1,7)
21	2 (0,8)
25	3 (1,3)
26	1 (0,4)
27	2 (0,8)
30	3 (1,3)
35	1 (0,4)
36	1 (0,4)
Total	83 (35)

mitjana /DE	mediana	moda	mínim	màxim
10,59 /8,99	7	2	1	36

Valoració del total de 237 llevadores sobre el grau d'utilitat de les tècniques de relaxació segons les indicacions descrites.

Taula 132: Percepció en tècniques de relaxació.

		cap utilitat	poca utilitat	utilitat regular	bastant utilitat	molta utilitat	Total:
Alleujar el dolor	N (%)	2 (0,8)	6 (2,5)	48 (20,3)	72 (30,4)	39 (16,4)	167 (17,5)
Ajuda la dilatació	N (%)			5 (2,1)	5 (2,1)	5 (2,1)	15 (6,3)
Augmenta les contraccions	N (%)			1 (0,4)	2 (0,8)	6 (2,5)	9 (3,8)
Millorar la concentració	N (%)			2 (0,8)	4 (1,7)	4 (1,7)	10 (4,2)

Dones que han rebut tècniques de relaxació en els 3 mesos previs a la realització del qüestionari: 1147.

TÈCNIQUES DE RESPIRACIÓ:

Formació de les llevadores en tècniques de respiració sobre les 237 estudiades.

Taula 133: Formació en tècniques de respiració.

	N (%)
Formació en tècniques de respiració	180 (75,9)
Formació en tècniques de respiració previ a l'especialitat	134 (56,5)
Formació en tècniques de respiració posterior a l'especialitat	84 (35,4)
Formació continuada en el servei en tècniques de respiració	42 (17,7)

Hores de formació de les llevadores en tècniques de respiració.

Taula 134: Formació en tècniques de respiració.

Hores	N (%)
1	3 (1,3)
2	5 (2,1)
4	4(1,7)
8	4(1,7)
10	12 (5,1)
12	1 (0,4)
15	2 (0,8)
16	1 (0,4)
18	1 (0,4)
20	18 (7,6)
26	1 (0,4)
28	1 (0,4)
30	4 (1,7)
35	1 (0,4)
40	7 (3)
60	4 /1,7)
80	1 (0,4)
100	2 (0,8)
300	1 (0,4)
350	1 (0,4)
Total	74 (31,2)

mitjana /DE	mediana	moda	mínim	màxim
30,76 /53,72	20	20	1	350

Anys d'experiència de les llevadores en tècniques de respiració.

Taula 135: Anys d'experiència en tècniques de respiració.

Anys				N (%)
0,5				1 (0,4)
1				2 (0,8)
1,5				1 (0,4)
1,75				1 (0,4)
1,8				1 (0,4)
2				13 (5,5)
3				5 (2,1)
4				10 (4,2)
5				4 (1,7)
6				5 (2,1)
7				4 (1,7)
8				3 (1,3)
9				1 (0,4)
10				7 (3)
11				2 (0,8)
12				1 (0,4)
14				1 (0,4)
15				3 (1,3)
17				1 (0,4)
19				2 (0,8)
20				3 (1,3)
21				2 (0,8)
25				3 (1,3)
26				2 (0,8)
27				2 (0,8)
28				1 (0,4)
30				2 (0,8)
35				1 (0,4)
36				1 (0,4)
Total				85 (35,9)
mitjana /DE	mediana	moda	mínim	màxim
10,11 /9,23	6	2	0,5	36

Valoració del total de 237 llevadores sobre el grau d'utilitat de les tècniques de respiració segons les indicacions descrites.

Taula 136: Percepció en tècniques de respiració.

		cap utilitat	poca utilitat	utilitat regular	bastant utilitat	molta utilitat	Total:
Alleujar el dolor	N (%)	2 (0,8)	7 (3)	53 (22,4)	79 (33,3)	46 (19,4)	187 (78,9)
Millorar la concentració	N (%)		1 (0,4)	2 (0,8)	8 (3,4)	3 (1,3)	14 (5,9)
Disminueix l'ansietat	N (%)			1 (0,4)	12 (5,1)	6 (2,5)	19 (8)
Millora l'efecte de les contraccions	N (%)			1 (0,4)	2 (0,8)	1 (0,4)	4 (1,7)

Dones que han rebut tècniques de respiració en els 3 mesos previs a la realització del qüestionari: 1950.

TÈCNIQUES DE VISUALITZACIÓ:

Formació de les llevadores en tècniques de visualització sobre les 237 estudiades.

Taula 137: Formació en tècniques de visualització.

	N (%)
Formació en tècniques de visualitzacions	101 (42,6)
Formació en tècniques de visualitzacions previ a l'especialitat	70 (29,5)
Formació en tècniques de visualitzacions posterior a l'especialitat	48 (20,3)
Formació continuada en el servei en tècniques de visualitzacions	21 (8,9)

Hores de formació de les llevadores en tècniques de visualització.

Taula 138: Hores de formació en tècniques de visualització.

Hores	N (%)
1	3 (1,3)
2	2 (0,8)
3	1 (0,4)
4	2 (0,8)
5	4 (1,7)
8	4 (1,7)
10	11 (4,6)
12	2 (0,8)
16	1 (0,4)
20	9 (3,8)
30	1 (0,4)
40	4 (1,7)
60	2 (0,8)
80	1 (0,4)
100	1 (0,4)
140	1 (0,4)
Total	49 (20,7)

mitjana /DE	mediana	moda	mínim	màxim
21,02 /26,81	10	10	1	140

Anys d'experiència de les llevadores en tècniques de visualització.

Taula 139: Anys d'experiència en tècniques de visualització.

Anys	N (%)
0,6	1 (0,4)
1	2 (0,8)
1,5	1 (0,4)
1,8	1 (0,4)
2	4 (1,7)
3	6 (2,5)
4	6 (2,5)
5	4 (1,7)
6	2 (0,8)
7	1 (0,4)
8	2 (0,8)
10	5 (2,1)
11	2 (0,8)
12	1 (0,4)
14	1 (0,4)
15	2 (0,8)
19	1 (0,4)
20	2 (0,8)
21	2 (0,8)
25	1 (0,4)
30	1 (0,4)
36	1 (0,4)
Total	49 (20,7)

mitjana /DE	mediana	moda	mínim	màxim
8,79 /8,07	5	3	0,6	36

Valoració del total de 237 llevadores sobre el grau d'utilitat de les tècniques de visualització segons les indicacions descrites.

Taula 140: Percepció en tècniques de visualització:

		cap utilitat	poca utilitat	utilitat regular	bastant utilitat	molta utilitat	Total:
Alleujar el dolor	N (%)	11 (4,6)	5 (2,1)	23 (9,7)	29 (12,2)	8 (3,4)	76 (32,1)

Dones que han rebut tècniques de visualització en els 3 mesos previs a la realització del qüestionari: 283.

NEUROESTIMULACIÓ ELÈCTRICA TRANSCUTÀNIA:

Formació de les llevadores en aplicació del TENS sobre les 237 estudiades.

Taula 141: Formació en aplicació del TENS.

	N (%)
Formació en aplicació del TENS	38 (16)
Formació en aplicació del TENS prèvia a l'especialitat	26 (11)
Formació en aplicació del TENS posterior a l'especialitat	12 (5,1)
Formació continuada en el servei en TENS	13 (5,5)

Hores de formació de les llevadores en aplicació del TENS.

Taula 142: Hores de formació en aplicació del TENS.

Hores				N (%)
1				6 (2,5)
2				2 (0,8)
4				2 (0,8)
5				2 (0,8)
10				2 (0,8)
20				1 (0,4)
25				1 (0,4)
Total				16 (6,8)
mitjana /DE	mediana	moda	mínim	màxim
5,81 /7,21	3	1	1	25

Anys d'experiència de les llevadores en aplicació del TENS.

Taula 143: Anys d'experiència en aplicació del TENS.

Anys				N (%)
1				1 (0,4)
2				4 (1,7)
2,5				1 (0,4)
3				6 (2,5)
4				1 (0,4)
5				2 (0,8)
6				1 (0,4)
7				1 (0,4)
8				1 (0,4)
10				1 (0,4)
Total				19 (8)
mitjana /DE	mediana	moda	mínim	màxim
3,9 /2,35	3	3	1	10

Valoració del total de 237 llevadores sobre el grau d'utilitat de l'aplicació del TENS segons les indicacions descrites.

Taula 144: Percepció sobre l' aplicació del TENS.

		cap utilitat	poca utilitat	utilitat regular	bastant utilitat	molta utilitat	Total:
Alleujar el dolor	N (%)	14 (5,9)	12 (5,1)	8 (3,4)	11 (4,6)	2 (0,8)	47 (19,8)

Dones a les quals se'ls ha aplicat el TENS en els 3 mesos previs a la realització del qüestionari: 54.

TERÀPIA POSTURAL:

Formació de les llevadores en teràpia postural sobre les 237 estudiades.

Taula 145: Formació sobre la teràpia postural.

	N (%)
Formació en teràpia postural	127 (53,6)
Formació en teràpia postural prèvia a l'especialitat	80 (33,8)
Formació en teràpia postural posterior a l'especialitat	73 (30,8)
Formació continuada en el servei en teràpia postural	45 (19)

Hores de formació de les llevadores en teràpia postural.

Taula 146: Hores de formació en teràpia postural.

Hores				N (%)
1				3 (1,3)
2				2 (0,8)
3				2 (0,8)
4				1 (0,4)
5				3 (1,3)
7				1 (0,4)
8				4 (1,7)
10				3 (1,3)
15				1 (0,4)
18				1 (0,4)
20				12 (5,1)
25				1 (0,4)
30				4 (1,7)
32				1 (0,4)
35				1 (0,4)
36				2 (0,8)
40				4 (1,7)
60				1 (0,4)
100				2 (0,8)
300				1 (0,4)
Total				50 (21,1)
mitjana /DE	mediana	moda	mínim	màxim
27,56 /44,53	20	20	1	300

Anys d'experiència de les llevadores en teràpia postural.

Taula 174: Anys d'experiència en teràpia postural.

Anys				N (%)
1				2 (0,8)
1,8				1 (0,4)
2				7 (3)
3				6 (2,5)
4				9 (3,8)
5				6 (2,5)
6				5 (2,1)
7				4 (1,7)
8				5 (2,1)
10				7 (3)
11				1 (0,4)
12				2 (0,8)
15				3 (1,3)
20				2 (0,8)
21				1 (0,4)
25				1 (0,4)
26				1 (0,4)
36				1 (0,4)
Total				64 (27)
mitjana /DE	mediana	moda	mínim	màxim
7,77 /6,69	6	4	1	36

Valoració del total de 237 llevadores sobre el grau d'utilitat de la teràpia postural segons les indicacions descrites.

Taula 175: Percepció sobre la teràpia postural.

		cap utilitat	poca utilitat	utilitat regular	bastant utilitat	molta utilitat	Total:
Alleujar el dolor	N (%)	1 (0,4)	3 (1,3)	24 (10,1)	70 (29,5)	61 (25,7)	159 (67,1)
Afavorir la dilatació cervical	N (%)	1 (0,4)	2 (0,8)	14 (5,9)	70 (29,5)	63 (26,6)	150 (63,3)
Canvis en la presentació fetal	N (%)	1 (0,4)	6 (2,5)	17 (7,2)	59 (24,9)	53 (22,4)	136 (57,4)

Dones que han rebut teràpia postural en els 3 mesos previs a la realització del qüestionari: 2084.

11.9 Annex 9: Publicacions

matronas profesión

Matronas Prof. 2012; 13(2): 50-54

Artículo de revisión

Oferta formativa en terapias alternativas y complementarias para la asistencia al parto

Training programmes in complementary and alternative therapies for midwifery

Ester Muñoz-Sellés[1], Josefina Goberna-Tricas[2]

[1]Enfermera especialista en Enfermería Obstétrico-Ginecológica. Matrona coordinadora de matronas de la Fundació Privada Hospital de Puigcerdà. Puigcerdà (Girona). Doctoranda en la Universitat de Barcelona. Programa de Doctorado en CC Enfermeras. [2]Matrona, socióloga, doctora en Filosofía. Profesora titular de Universidad. Escuela de Enfermería. Universitat de Barcelona

RESUMEN

Las terapias complementarias y alternativas (TCA) son las intervenciones y prácticas que no forman parte del sistema sanitario convencional. En la obstetricia, su uso es cada día más frecuente. Para asesorar a las gestantes es necesario tener unos conocimientos adecuados al respecto. El objetivo de este estudio es conocer la oferta formativa de las matronas en TCA para la atención al parto mediante una revisión bibliográfica y la consulta de fuentes documentales. El actual programa de formación no las contempla y su aprendizaje depende de motivaciones personales. Existe poca información al respecto. Para recomendarlas y utilizarlas con eficacia y seguridad, es necesario dedicar más recursos a la investigación e incorporarlas en los planes convencionales de estudio.

Palabras clave: Enfermera, matrona, terapias complementarias y alternativas, formación, competencias profesionales.

ABSTRACT

Complementary and alternative therapies (CAM) are interventions and practices not used in the conventional healthcare system. The application of these therapies is becoming increasingly common in Obstetrics. An adequate knowledge of CAM is required to advise pregnant women. The aim of this study was to determine the training of midwives in TCA for delivery care through a literature review and consultation of documentary sources. The current training programme does not include such therapies and learning depends on personal motivation. There is little information. To recommend these therapies and use them effectively and safely, it is necessary to devote more resources to research and incorporate CAM in conventional plans of study.

Keywords: Nurse, midwife, complementary and alternative therapies, training, skills.

INTRODUCCIÓN

La medicina integrativa es la que utiliza la medicina convencional y las prácticas alternativas o complementarias, y que ha cumplido con los requisitos de evidencia científica, seguridad y efectividad. Una medicina es complementaria cuando se usa junto con la medicina occidental para el tratamiento de un paciente, y es alternativa cuando se usa a cambio[1,2]. En nuestra sociedad hacemos referencia indistintamente al concepto de terapias alternativas y complementarias cuando hablamos de las intervenciones y las prácticas que no forman parte actualmente del sistema sanitario convencional[3].

Según la Organización Mundial de la Salud (OMS), se estima que el 80% de la población mundial se trata con métodos no convencionales de curación, y en los países industrializados hasta la mitad de la población emplea habitualmente métodos complementarios en atención a la salud[3-5]. El porcentaje oscila entre el 18% en Holanda y el 46% en Australia[5]. En España, en el año 2002 el número de consultas a profesionales no sanitarios ascendía a 300.000 visitas diarias, lo cual supondría alrededor de 70 millones de visitas anuales. En lo que respecta a Cataluña, se ha cuantificado que hay alrededor de 4.500 terapeutas que ejercen alguna medicina complementaria y alternativa[6].

Estas terapias se vienen utilizando durante generaciones, pero recientemente han encontrado un interés público. Están en auge porque existe una demanda evidente por parte de la población[7,8]; además, su gran difusión y

Fecha de recepción: 7/06/11. Fecha de aceptación: 20/11/11.

Correspondencia:
E. Muñoz Sellés.
Correo electrónico: estermusel@gmail.com

Muñoz-Sellés E, Goberna-Tricas J. Oferta formativa en terapias alternativas y complementarias para la asistencia al parto. Matronas Prof. 2012; 13(2): 50-54.

su facilidad de acceso han contribuido a mejorar su aceptación[3].

Existe abundante bibliografía que destaca que los proveedores de salud, médicos y enfermeras, son cada vez más propensos a indicar estas terapias a los usuarios, a pesar de las múltiples clasificaciones, reglamentos y financiaciones existentes en los diferentes países[5,10,11]. Los sistemas sanitarios son cada vez más tolerantes con las terapias complementarias y alternativas (TCA).

Las TCA se aconsejan para promover la salud de manera individualizada, aumentar el bienestar y potenciar la autosanación[11]. Habitualmente se recomiendan para aligerar el dolor, reducir el estrés y mejorar la salud en general[12].

En el campo de la ginecología y la obstetricia, el uso de las TCA es cada día más frecuente[13]; aunque no se dispone de datos exactos sobre su utilización, algunas fuentes indican que puede oscilar entre el 36,8 y el 87%[14,15]. Las embarazadas las buscan y utilizan para mejorar sus molestias más habituales durante todo el embarazo, el parto y el posparto[7]. Las indicaciones más comunes incluyen las náuseas y los vómitos durante el embarazo, el dolor de espalda, la anemia, la mala presentación fetal, las molestias perineales, la inducción y estimulación del parto, la depresión posparto y los problemas de la lactancia[15]. Los estudios publicados en la Cochrane Library y en el Joanna Briggs Institute se centran en la reducción del dolor durante el parto mediante la acupuntura y la hipnosis[16,17], la estimulación nerviosa transcutánea (TENS)[17], las inyecciones de agua estéril en la zona lumbar[17], la inmersión en agua caliente durante el parto[18,19] y la reducción del dolor perineal mediante la aplicación de compresas frías en el periné[20] (tabla 1). Existen otros trabajos publicados sobre el momento del parto, pero se requieren más estudios para presentar una evidencia suficiente.

Las TCA que más recomiendan las matronas son el masaje, las plantas medicinales, las técnicas de relajación, los suplementos nutricionales, la homeopatía, la fitoterapia, la aromaterapia y la acupuntura[12,21]. Su aplicación en las prácticas diarias[6,7] se basa en favorecer el parto como un proceso natural[22].

Durante las últimas décadas, el proceso de formación académica reglada de las matronas, la demanda por parte de las mujeres y asociaciones de mujeres, el informe institucional del Defensor del Pueblo de 2006, la OMS, el Ministerio de Sanidad y Consumo y los responsables de salud de las diferentes comunidades autónomas han promovido unas líneas de trabajo menos intervencionistas en los embarazos de bajo riesgo[15]. En Cataluña, en el año 2007, el Departamento de Sanidad creó el «Protocolo de asistencia natural al parto normal», que tiene como propósito que las mujeres tengan un parto con una asistencia más respetuosa con la fisiología; en este protocolo se

Tabla 1. Resumen de las terapias complementarias y alternativas más utilizadas durante el proceso de parto y sus indicaciones más habituales[14]

Uso de terapias	Indicaciones más comunes
Productos naturales	
Fitoterapia	Estimulación de contracciones uterinas
	Favorecer la dilatación cervical
Flores de Bach	Reducir los miedos
	Disminuir la ansiedad
	Mejorar el bienestar fetal
	Disminuir el desánimo
Medicina ortomolecular	Estimulación de contracciones uterinas
Intervenciones mente-cuerpo	
Apoyo continuo	Disminuir la ansiedad
Hidroterapia/dilatación o parto en el agua	Alivio del dolor
	Favorecer la dilatación cervical
Hipnosis	Alivio del dolor
Musicoterapia	Favorecer la relajación
	Mejorar la concentración
Técnicas de relajación	Alivio del dolor
Técnicas de respiración	Alivio del dolor
Técnicas de visualización	Alivio del dolor
Terapia postural	Alivio del dolor
	Favorecer la dilatación cervical
	Cambios de presentación fetal
Yoga	Favorecer la relajación
	Mejorar la concentración
Sistemas médicos alternativos	
Acupuntura/auriculopuntura	Alivio del dolor
	Estimulación de contracciones uterinas
	Favorecer la dilatación cervical
Aromaterapia	Estimulación de contracciones uterinas
	Disminuir la ansiedad
Homeopatía	Estimulación de contracciones uterinas
Métodos basados en el cuerpo	
Compresas calientes perineales	Alivio del dolor
	Reducción del trauma perineal
Estimulación transcutánea	Alivio del dolor
Inyecciones de agua estéril	Alivio del dolor
Masajes	Alivio del dolor
	Disminuir la ansiedad
Reflexología podal	Estimulación de contracciones uterinas
Terapias energéticas	
Reiki	Disminuir la ansiedad
Tacto terapéutico	Disminuir la ansiedad

propone la utilización del documento «Plan de nacimiento», que elaboran habitualmente la gestante y su acompañante, conjuntamente con el profesional. En este documento se mencionan diferentes métodos alternativos para el tratamiento del dolor: relajación, técnicas de respiración, TENS o masajes[20].

Los métodos no farmacológicos para aliviar las molestias comunes del embarazo y el trabajo de parto forman parte de los conocimientos que deben tener las matronas. Estas competencias se rigen por la Directiva de la Unión Europea[24] y las directrices de la Confederación Internacional de Matronas 2011[25].

Los obstáculos más comunes que interfieren en la aplicación de las TCA por parte de los profesionales de la salud son el escaso tiempo disponible, las preocupaciones éticas y legales, las dificultades organizativas y políticas empresariales, y la falta de conocimientos y habilidades[[illegible]]. Muchos profesionales sienten que no tienen suficientes conocimientos acerca de su seguridad y eficacia, por lo que desean más formación al respecto[27,28].

Se necesitan habilidades y conocimientos en TCA para ser flexibles en la atención de las mujeres durante su embarazo y parto, responder a sus dudas con conocimientos, ser más competentes[[illegible]] y proporcionar asesoramiento y una atención integral[[illegible]]. Para que esta aplicación se pueda realizar con criterios de racionalidad, seguridad y eficacia[[illegible]], es necesario investigar la situación actual del tema.

OBJETIVO

Conocer mediante la revisión de la literatura científica publicada y la consulta de fuentes documentales la formación reglada de las matronas en TCA para la atención al parto.

MATERIAL Y MÉTODOS

Se realizó una revisión bibliográfica de los artículos publicados en las siguientes bases de datos: Cochrane, Medline, CINAHL, IME, CUIDEN, Cuidarge, Enfispo y JBI COnNECT. El límite temporal han sido los últimos 10 años. Se utilizaron las siguientes palabras clave: «enfermera», «matrona», «terapias complementarias y alternativas», «formación» y «competencias profesionales» en español; «nurse», «midwife», «complementary and alternative therapies», «training» y «skills» en inglés.

RESULTADOS

Se encontraron más de 46.000 artículos con referencia a las TCA. Se realizó una nueva búsqueda para concretar las publicaciones en términos de formación: se hallaron 560 referencias sobre «formación en terapias complementarias y alternativas», de las cuales 13 hacían referencia a programas enfermeros. Refinando la búsqueda, se obtuvieron 15 artículos que hacían referencia a la «formación de matronas en TCA». A pesar de estos hallazgos, no todos los artículos revisados y analizados han sido de utilidad. Los artículos que hablan sobre el uso de las TCA por parte de las matronas no especifican qué tipo de formación reciben éstas al respecto. Por este motivo, se realizó una búsqueda *online* más específica sobre la legislación del programa de formación de la especialidad de matronas, así como sus competencias profesionales. Se consultaron las webs de las diferentes escuelas y facultades de enfermería de las universidades españolas.

La Conferencia Nacional de Educación Médica y Enfermera sobre la formación en Medicina Complementaria, realizada en Estados Unidos en 1996, recomendó la incorporación de las TCA dentro de las escuelas de profesionales de la salud[27]. En Estados Unidos, desde 2004 las TCA están incluidas en los programas de formación de medicina, enfermería, osteopatía y farmacia[[illegible]]. Hoy en día, empiezan a incluirse dentro de las competencias profesionales enfermeras[[illegible]]. Estos programas todavía no están consensuados entre sí, pero se pone de manifiesto la necesidad de relacionar la formación en TCA con las prácticas de medicina basada en la evidencia[[illegible]].

También en Australia, Japón, Canadá, Inglaterra, Alemania y Suiza forman parte del currículum enfermero[[illegible]]. En un estudio realizado en Inglaterra en 2009, el 88,4% de las matronas creían tener una formación insuficiente sobre TCA[21].

En España, el actual programa de formación para la especialidad de enfermería obstétrico-ginecológica (matrona) no contempla una formación específica en TCA, aunque sí se incluyen los aspectos formativos que favorecen un parto normal[[illegible]].

Algunas universidades enseñan las TCA de forma no sistematizada y optativa[[illegible]]. En Almería, Burgos, el País Vasco y Madrid (Universidad Complutense) se ofrece formación de TCA en el programa de pregrado[[illegible]]. En Cataluña, la Universidad Autónoma (Universidad de Barcelona i Rovira i Virgili) también ofrecen formación pregrado[[illegible]]. Existe formación posgraduada de másteres sobre musicoterapia, acupuntura, medicina tradicional china, fitoterapia y reflexoloterapia[[illegible]].

Las ofertas están sujetas a cambios debido al nuevo plan de estudios del Espacio Europeo de Educación Superior (EEES).

DISCUSIÓN

En nuestro país, la actual formación de los profesionales de salud en materia de TCA depende de las motivaciones y las elecciones personales e individualizadas de las enfermeras y matronas. Su aplicación en los centros de trabajo mayoritariamente depende de iniciativas particulares[2].

En un modelo asistencial en el que la matrona realiza la asistencia al parto de bajo riesgo, se pone de manifiesto la importancia del conocimiento sobre las TCA[19], ya que proporcionan autonomía en el ámbito de la asistencia natural al parto, cambios en el entorno de trabajo y un aumento de los recursos de nuestra cartera de servicios[22,51-55].

Es necesario que la aplicación de las TCA se pueda realizar con criterios de racionalidad, seguridad y eficacia[17,27,60], lo que conlleva comprometerse en la formación de los profesionales de la salud y dedicar recursos a la investigación para demostrar la efectividad y seguridad de estas terapias[1].

El Colegio Oficial de Enfermería de Barcelona abrió un proceso de acreditación en 2007 para los enfermeros[31].

Dentro de las competencias esenciales requeridas para el ejercicio de la partería, se mencionan los conocimientos básicos acerca de preparaciones inocuas de infusiones de hierbas no farmacéuticas, disponibles localmente, para aliviar las molestias comunes del embarazo, técnicas para aumentar la relajación y medidas reconfortantes durante el parto, como el apoyo emocional y el conocimiento de métodos no farmacológicos para el alivio del dolor durante el trabajo de parto[25].

Es importante que en los protocolos de las salas de partos de los hospitales se incorporen las TCA para que los profesionales puedan utilizarlas en su trabajo diario con las mujeres[31]. Éstas confían en la capacidad técnica y profesional de las matronas[65], ya que son las encargadas de acompañar a la gestante, apoyarla y ayudarla para que sea la protagonista durante todo el proceso; por ello, se deben respetar las decisiones de las mujeres con el apoyo de la evidencia del conocimiento científico[7]. Se necesitan habilidades y conocimientos para flexibilizar la atención de las mujeres, responder a sus dudas, ser más competentes[28] y proporcionar asesoramiento y una atención integral[10,61,72,75]. Cuanta más formación se tiene al respecto, menos efectos secundarios se producen en la aplicación de los tratamientos y técnicas[41].

Los obstáculos más comunes que dificultan la utilización de las TCA son la resistencia al cambio, los conflictos, el escepticismo y las barreras culturales[7]. La falta de apoyo institucional, la evolución de la política y las restricciones presupuestarias han provocado que los intentos de integrar las TCA en la sanidad pública hayan sido limitados[41].

En nuestro país no se dispone de datos exactos sobre la formación, la aplicación real de estas terapias o la satisfacción de los profesionales y usuarios acerca de su utilización. Para poder obtener resultados homogéneos y válidos de las pocas investigaciones publicadas al respecto, es indispensable mejorar la calidad de los estudios, disponer de cuestionarios validados y evitar errores metodológicos en su realización[75].

CONCLUSIONES

Existe poca información sobre el nivel de formación de las matronas en la aplicación de las TCA en el campo de la obstetricia, y menos aún en nuestro país. Las recomendaciones oficiales van encaminadas a unas líneas de trabajo poco intervencionistas en los cuidados de bajo riesgo. Las matronas debemos formarnos para estar seguras de aconsejar y apoyar a las mujeres durante su maternidad. Debemos realizar nuestro trabajo con seguridad y eficacia.

Son muchos los motivos para justificar la importancia de la formación en TCA dentro de los planes convencionales de estudio con el objetivo de beneficiar a las mujeres: mejorar la comunicación y la calidad de la asistencia, ofrecer una atención integral, reducir riesgos en la aplicación de las TCA, investigar en la eficacia y seguridad, e integrar y consensuar la información de que disponemos. Por tanto, se pone de manifiesto la necesidad de investigar al respecto y dedicar más recursos a estos temas.

BIBLIOGRAFÍA

1. Duarte MB. Medicina occidental y otras alternativas: ¿es posible su complementariedad? Reflexiones conceptuales. Cad Saúde Pública 2003; 19: 635-643.
2. Echevarría P. Formas de integración, mecanismos de articulación y conflictos derivados de la introducción de terapias complementarias en España. Index Enferm. 2010; 19: 101-105.
3. Smith KA. Alternative therapies for the management of pain in labour and delivery. Clin Obstet Gynecol. 2001; 44: 704-712.
4. Rodríguez M, Rojas MJ, Abreu A, Rodríguez B. Enfermería y el presente de las terapias complementarias. Rev ROL Enferm. 2002; 25: 248-252.
5. Lázaro MH. Terapias alternativas y complementarias: evidencia clínica. SEMERGEN. 2008; 17: 12-26.
6. Alonso MJ, Albarracín G, Comma J, Rodríguez N. Prácticas y productos terapéuticos en medicinas complementarias y alternativas ¿mercado regulado o mercado libre? Aten Primaria. 2008; 40: 571-575.
7. Muñoz E. Las flores de Bach en obstetricia. Matronas Prof. 2007; 8: 20-25.
8. Mitchell M. Risk, pregnancy and complementary and alternative medicine. Complement Ther Clin Pract. 2010; 16: 109-113.
9. Kenyon Ch. Risk management standards in midwifery are no substitute for personal knowledge and accountability. Complement Ther Clin Pract. 2009; 15: 209-211.
10. O'Regan P, Wills T. The growth of complementary therapies: and their benefits in the perioperative setting. J Perioper Pract. 2009; 19: 382-386.
11. Hirschkorn KA, Bourgeault IL. Actions speak louder than words: mainstream health providers' definitions and behaviour regarding complementary and alternative medicine. Complement Ther Clin Pract. 2007; 13: 29-37.

12. Hayes KM, Alexander IM. Alternative therapies and nurse practitioners: knowledge, professional experience, and personal use. Holist Nurs Pract. 2000; 14: 49-58.
13. Mitchell M, Williams J, Hobbs E, Pollard K. The use of complementary therapies in maternity services: a survey. Br J Midwifery. 2006; 14: 576-582.
14. Hastings-Tolsma M, Terada M. Complementary medicine use by midwives in the US. Complement Ther Clin Pract. 2009; 15: 212-219.
15. Hall HG, Griffiths DL, McKenna LG. The use of complementary and alternative medicine by pregnant women: a literature review. Midwifery. 2011; 17.
16. Smith CA, Collins CT, Cyna AM, Crowther CA. Tratamientos complementarios y alternativos para el manejo del dolor durante el trabajo de parto (revisión Cochrane traducida). En: La Biblioteca Cochrane Plus, Oxford: Update Software Ltd., 2008; 4 [citado el 15 de junio de 2010]. Disponible en: http://www.update-software.com
17. Pernetshuber P. Trabajo de parto: alivio no farmacológico del dolor. Revisión sistemática. CONNECT+. Joanna Briggs Institute. 2011 [citado el 31 de mayo de 2011]. Disponible en: http://es.connect.jbiconnectplus.org/ViewDocument.aspx?0=4285
18. Cluett ER, Burns E. Inmersión en agua para el trabajo de parto y parto (revisión Cochrane traducida). En: La Biblioteca Cochrane Plus. Oxford: Update Software Ltd., 2009; 3. Disponible en: http://www.update-software.com (Traducida de The Cochrane Library, 2009, 2: CD000111. Chichester: John Wiley & Sons, Ltd.)
19. Goberna J. Dones i procreació: ética de les pràctiques sanitàries i la relació assistencial en embaràs i maternitat [tesi doctoral]. Barcelona: Universitat de Barcelona; 2009.
20. Hall CE, Bequ L, Hetshall NZ, Marchant P, Wallace K. [illegible] para el alivio del dolor producido por el trauma perineal prolongado durante el parto (revisión Cochrane traducida). En: La Biblioteca Cochrane Plus, Oxford: Update Software Ltd., 2008; 4. Disponible en: http://www.update-software.com (Traducida de The Cochrane Library, 2008, 4. Chichester: John Wiley & Sons, Ltd.)
21. Rudiger K, Weyhm T, Brach J, Beer AM. Use of complementary and alternative medicine in obstetrics. BJM. 2009; 17: 160-175.
22. Adams J. An exploratory study of complementary and alternative medicine in hospital midwifery: models of care and professional struggles. Complement Ther Clin Pract. 2006; 12: 40-47.
23. Generalitat de Catalunya. Protocol per a l'assistència natural al part normal. Barcelona: Departament de Salut; 2007.
24. Normativa 80/155 de la Unión Europea. Diario Oficial de la Unión Europea. 30-9-2005. L255/123. Disponible en: http://www.marm.es/es/Menu/Ppal/Ministerio/Tablondeanuncios/InterpretesJuradas/Documents/Directiva%202005-36-CE.pdf
25. International Confederation of Midwives. Essential competencies for basic midwifery practice 2010 [citado el 31 de mayo de 2011]. Disponible en: http://www.internationalmidwives.org/AboutICM/StandingCommittees/EducationStandingCommittee/tabid/986/Default.aspx
26. King M, Pettigrew A, Reed F. Complementary, alternative, integrative: have nurses kept pace with their clients? Dermatol Nurs 2000; 12: 41-50.
27. Gaylord SA, Mann JD. Rationales for CAM education in health professions training programs. Acad Med. 2007; 82: 927-933.
28. Bayhew M, Wilkinson JM, Simpson MD. Complementary and alternative medicine and the search for knowledge by conventional health care practitioners. Contemp Nurse. 2009; 44: 41-49.
29. Holroyd E, Zhang AL, Suen LKP, Xue CCL. Beliefs and attitudes towards complementary medicine among registered nurses in Hong Kong. Int J Nurs Stud. 2008; 45: 1.660-1.666.
30. O'Regan P, Wills T, O'Leary A. Complementary therapies: a challenge for nursing practice. Nurs Stand. 2010; 24: 35-39.
31. Newshan G. Development and evaluation of an inpatient holistic nursing care services department. Complement Therap Nurs Midwifery. 2004; 10: 168-174.
32. Cook NF, Robinson J. Effectiveness and value of massage skills training during pre-registration nurse education. Nurse Educ Today. 2006; 26: 555-563.
33. Burke A, Peper E, Burrows K, Kime B. Developing the complementary and alternative medicine education infrastructure. Baccalaureate programs in the United States. J Altern Complement Med. 2004; 10: 1.115-1.121.
34. Connelly EN, Elmer PJ, Morris CD, Zwickey H. The Vanguard Faculty Program: research training for complementary and alternative medicine faculty. J Altern Complement Med. 2010; 16: 1.117-1.124.
35. Ezzo J, Wright K, Hadhazy V, Bahr-Robertson M, Milbrandt W, Lovington M, et al. Use of the Cochrane Electronic Library in complementary and alternative medicine courses in medical schools: is the giant lost in cyberspace? J Altern Complement Med. 2002; 8: 681-686.
36. Gaster B, Unterborn J, Scott RB, Schneeweiss R. What should students learn about complementary and alternative medicine? Acad Med. 2007; 82: 934-938.
37. Marcus DM, McCullough L. An evaluation of the evidence in "evidence-based" integrative medicine programs. Acad Med. 2009; 84: 1.229-1.234.
38. Anis N, Hatamah A. Basic science to develop an innovative program in complementary and alternative medicine. J Int Assoc Med Sci Educ. 2010; 20: 48-51.
39. Lee MY, Benn R, Wimsatt L, Cornman J, Hedgecock J, Gerik S, et al. Integrating complementary and alternative medicine instruction into health professions education: organizational and instructional strategies. Acad Med. 2007; 82: 939-945.
40. Pearson N, Chesney MA. The CAM education program of the national complementary and alternative medicine: an overview. Acad Med. 2007; 82: 921-926.
41. Cant S, Watts P, Ruston A. Negotiating competency, professionalism and risk: the integration of complementary and alternative medicine by nurses and midwives in NHS hospitals. Soc Sci Med. 2011; 72: 529-536.
42. Orden SAS/1349/2009, de 6 de mayo, por la que se aprueba y publica el programa formativo de la especialidad de Enfermería Obstétrico-Ginecológica (Matrona). BOE n.º 129 (28-5-2009).
43. Universidad de Almería. Facultad de Ciencias de la Salud [sede web] [citado el 31 de mayo de 2011]. Disponible en: http://cms.ual.es/UAL/universidad/centros/cienciasdelasalud/index.htm
44. Universidad de Burgos. Grado en enfermería [sede web] [citado el 31 de mayo de 2011]. Disponible en: http://www.ubu.es/titulaciones/es/grado-enfermeria
45. Universidad Complutense de Madrid. Grado en enfermería [sede web] [citado el 31 de mayo de 2011]. Disponible en: http://www.ucm.es/?a=estudios&d=muestragrado&idg=31
46. Euskampus [sede web] [citado el 31 de mayo de 2011]. Disponible en: http://www.ehu.es/p200-home/es
47. Sant Joan de Déu. Escola Universitària d'Infermeria [sede web] [citado el 31 de mayo de 2011]. Disponible en: http://www.hsjdbcn.org/
48. Universitat Rovira i Virgili. Grau d'infermeria [sede web] [citado el 31 de mayo de 2011]. Disponible en: http://www.urv.cat/ensenyaments/graus/grauinfermeria.html
49. UVic. Universitat de Vic [sede web] [citado el 31 de mayo de 2011]. Disponible en: http://www.uvic.es/masters/universitaris
50. Universitat de Barcelona [sede web] [citado el 31 de mayo de 2011]. Disponible en: http://www.ub.edu/dyn/cms/continguts_ca/estudis/oferta_formativa/master_universitari/master_universitari.html
51. O'Regan P. Complementary therapies: a challenge for nursing practice. Nurs Stand. 2010; 24: 35-39.
52. Albright E, Pidgeon K. Supporting mothers and midwives with aromatherapy. A relaxing dream come true. Midwifery Matters. 2003; 98.
53. Patterson C, Kaczorowski J, Arthur H, Smith K, Mills D. Complementary therapy practice: defining the role of advanced nurse practitioners. J Clin Nurs. 2003; 12: 816-823.
54. Stone J. Using complementary therapies within nursing: some ethical and legal considerations. Complement Therap Nurs Midwifery. 1999; 5: 46-50.
55. Goberna J. Tecnología y humanización en la asistencia al nacimiento. La percepción de las mujeres. Matronas Prof. 2008; 9: 5-10.

Muñoz-Sellés et al. BMC Complementary and Alternative Medicine 2013, 13:318
http://www.biomedcentral.com/1472-6882/13/318

BMC Complementary & Alternative Medicine

RESEARCH ARTICLE **Open Access**

Use of alternative and complementary therapies in labor and delivery care: a cross-sectional study of midwives' training in Catalan hospitals accredited as centers for normal birth

Ester Muñoz-Sellés[1], Antoni Vallès-Segalés[2] and Josefina Goberna-Tricas[1*]

Abstract

Background: The use of complementary and alternative medicine (CAM) and complementary and alternative therapies (CAT) during pregnancy is increasing. Scientific evidence for CAM and CAT in the field of obstetrics mainly covers pain relief in labor. Midwives are responsible for labor and delivery care; hence, their knowledge of CAM and CAT is important. The aims of this study are to describe the professional profile of midwives who provide care for natural childbirth in Catalan hospitals accredited as centers for normal birth, to assess midwives' level of training in CAT and their use of these therapies, and to identify specific resources for CAT in labor wards.

Methods: A descriptive, cross-sectional, quantitative method was used to assess the level of training and use of CAT by midwives working at 28 hospitals in Catalonia, Spain, accredited as public normal birth centers.

Results: Just under a third of midwives (30.4%) trained in CAT after completion of basic training. They trained in an average of 5.97 therapies (SD 3.56). The number of CAT in which the midwives were trained correlated negatively with age ($r = -0.284$, $p < 0.001$) and with their time working at the hospital in years ($r = -0.136$; $p = 0.036$). Midwives trained in CAT considered that the following therapies were useful or very useful for pain relief during labor and delivery: relaxation techniques (64.3%), hydrotherapy (84.8%) and the application of compresses to the perineum (75.9%). The availability of resources for providing CAT during normal birth care varied widely from center to center.

Conclusions: Age may influence attitudes towards training. It is important to increase the number of midwives trained in CAM for pain relief during childbirth, in order to promote the use of CAT and ensure efficiency and safety. CAT resources at accredited hospitals providing normal childbirth care should also be standardized.

Keywords: Midwife, Complementary and alternative medicine (CAM), Training

Background

Complementary and alternative medicine (CAM) comprises a very wide group of therapeutic practices that are not habitually used by conventional or allopathic health professionals [1-6].

The percentages of the population who report having used CAM at least once vary considerably, from 80% in Africa, 70% in Canada, 49% in France, 46% in Australia, 42% in the US, 40% in China, 31% in Belgium and 18% in Holland [7,8]. According to a study by the Spanish Ministry of Health's Observatory of Natural Therapies, 95% of the Spanish population are aware of natural therapies and 23% have used one [8]. The US National Center for Complementary and Alternative Medicine (NCCAM) defines a complementary therapy as one that is used together with conventional medicine, whereas an alternative therapy is one used in the place of conventional medicine [9].

The term "integrative medicine" is used to refer to the combination of conventional and alternative medicine practices that meets the requirements of scientific evidence, safety and effectiveness [9-12]. Though regulations

* Correspondence: goberna@ub.edu
[1]Department of Public Health, Mental Health and Perinatal Nursing, University School of Nursing, University of Barcelona, Barcelona, Spain
Full list of author information is available at the end of the article

and funding vary from country to country, healthcare professionals are increasingly likely to prescribe alternative and complementary therapies (CAT) [13-15]. At the National Conference on Nursing and Medical Education, it was recommended that training for healthcare professionals should include CAM [16]. There is no consensus on current educational programs in different countries, but there is clearly a need to relate CAM training with evidence-based medicine [17-23]. In Spain, as CAM training for healthcare professionals is not regulated, their familiarity with the area varies widely [8]. CAM and CAT are offered as optional subjects at certain nursing schools, but not in a systematic way [24]; as a result, students do not gain a thorough grounding in the use of these therapies [11]. On qualifying, nurses who are interested in furthering their knowledge of CAM must seek postgraduate training available at certain universities or professional institutions [5-25]. In Spain, midwife training is a specialty of nursing [5]. In 2002, the International Confederation of Midwives published guidelines for basic midwifery knowledge, skills and behaviors that are essential to risk-free practice. Competency No. 4 includes comfort measures in labor, such as emotional support and non-pharmacological methods of pain relief [26]. In Spain, the current training program for midwives comprises two years of full time study, with a total of 3534 hours. Two thirds of the program is devoted to practical training in hospitals and outpatient centers. The theoretical training includes aspects such as the use of non-pharmacological techniques for pain relief during birth, including relaxation and breathing techniques, emotional support, techniques to promote mobility during labor, and the application of cold compresses to the perineum [5-26]. The amount of practical training in CAT given depends on the extent to which these treatments are used at the hospital where the student is training. Postgraduate training for midwives is usually shared with nurses and other health professionals. There are few specific training resources in CAM and CAT for trainee midwives.

Pettigrew (2002) stated that almost 70% of expectant mothers use some kind of CAM at the end of pregnancy, and that some of the practices tend to be self-prescribed [27]. Other studies suggest that the use of traditional medicine and CAT is not significantly associated with adverse obstetric events. [28] Scientific evidence for CAT in the field of obstetrics mainly covers pain relief in labor by relaxation and yoga [29] acupuncture, acupressure and hypnosis [30-32] warm water immersion during labor [33,34] and continuous support [35] as well as perineal pain relief through the application of cold compresses to the perineum [36]. There are contradictory recommendations on the use of the transcutaneous electrical nerve stimulation (TENS) technique – which is already applied in other clinical processes – for pain relief in the first stage of labor [32-37] and there is no consensus on the use of sterile water injections in the lumbar region [32-38]. More scientific evidence is required in these two areas. All these techniques are suitable for low-risk pregnancies and deliveries [25]. During the twentieth century, childbirth care in Spain became increasingly medicalized. However, pressure from women's groups, associations and institutions led the health authorities to promote approaches to labor and delivery care that involve less intervention [34]. Various healthcare protocols and strategies have emerged to support normal, non-medicalized birth, improving the quality of professional care, taking a woman-centered approach, giving up harmful, unnecessary practices and maintaining current levels of safety [39-44]. The participation of the midwife in normal delivery care is central to all these strategies, and most of them include birth plan templates with various proposals for alternative pain relief methods (CAT). The idea is that expectant mothers should be able to choose from a range of tools that ease discomfort and pain during delivery [39,45,46] and so midwives must be familiar with CAT [47]. At the same time, health authorities have designed various strategic plans to improve the model of healthcare and to ensure that it reflects the philosophy of reducing the level of intervention. In 2007, the Spanish Ministry of Health and Consumer Affairs published a document entitled *Estrategia de atención al parto normal en el Sistema Nacional de Salud* (Strategy for Care in Normal Birth in the National Health System). The Spanish state is divided politically into Autonomous Communities, which have legislative and executive powers in the area of health. In Catalonia, which is one of these 17 autonomous regions, the regional Ministry of Health (the government body responsible for ensuring universal healthcare in Catalonia) has developed a policy of accrediting hospitals that are considered ready to provide care which respects the physiology of normal birth. The Ministry of Health provides subsidies for these hospitals to adapt their facilities, promote a training plan for professionals and acquire specific equipment. Recognized institutions are called "hospitals accredited for normal birth" and all of them belong to the public health system. In these hospitals, midwives are responsible for labor and delivery care. Hence, it is also in these hospitals that the importance of midwives' knowledge and training in CAT or alternative methods of pain relief during birth is evident [8-48]. Therefore, the aim of this study was to establish the level of CAT training of midwives at hospitals accredited as centers for normal birth, and to determine the infrastructure and resources available in these hospitals to offer CAT to women during birth.

Our objectives were to describe the professional profile of midwives who work in delivery rooms in Catalan hospitals that are accredited as centers for normal birth; to determine the level of training and use of CAT by these midwives; and to identify specific resources in the labor wards of accredited Catalan hospitals.

Methods

Study design

The study was descriptive and cross-sectional, and a quantitative method was used.

Study area

The study was conducted in Catalonia, where there are some 70 hospitals in total. We centered on the 28 public hospitals which, by 2011, had been accredited by the regional Ministry of Health as hospitals for normal birth.

Subjects

The study population comprised the 455 midwives who work at these hospitals.

Midwives were included in the study if they had worked for at least six months at one of the hospitals. This was considered the minimum amount of time required to ensure that midwives had experience in applying the normal birth care protocol. Midwives who did not wish to take part in the study and midwives in training were excluded.

Measuring instruments

A questionnaire drawn up by the research team was used to gather information from the midwives. It was based on two questionnaires compiled by Sara and Hastings-Tolsma (2009) [49,50]. The new questionnaire was adapted to the social, cultural and health care context and to the objectives of this study. The number of therapies under study was increased. Therapies were selected taking into account the results of studies in the literature on the CAT most frequently used during childbirth. In addition, questions on midwives' knowledge and training in CAT were adapted to the Spanish educational system.

Description of the questionnaire

The questionnaire can be found in Additional file 1. In the first section, the midwives provided personal and professional information. The aim of the second section is to examine midwives' training in CAT. In this section, midwives wrote down the number of hours of training they had received on each one of the proposed therapies, and stated when the training had taken place and the number of years' experience they had in its use. The third section was designed to find out midwives' perceptions of the degree of usefulness of CAT during labor and delivery, using a 5-point Likert scale. A specific table was drawn up for data on the material resources at the hospitals accredited as centers for normal birth. These data were supplemented by information from nursing supervisors on the labor wards (see Table 1). A pilot test of the questionnaire was carried out in November 2011 in order to revise contents and wording, and to estimate the completion time. The test was administered to ten midwives from one of the hospitals in the study, who completed the questionnaire twice in a fifteen-day period. Parts of the questionnaire that were difficult to understand were modified. The correlation between the two phases of questionnaire administration was measured using bivariate analysis. In the analysis of quantitative variables (Spearman's rank correlation coefficient) and the analysis of qualitative variables (Pearson's χ^2 test), the correlations between the two questionnaires were higher than 88%.

Statistical analysis

We conducted a descriptive analysis of the midwives' sociodemographic and professional variables, variables related to the hospitals in the study, and variables referring to CAT training. Descriptive statistics were summarized using the frequencies (percentages) for categorical variables. Means, standard deviations, medians, minimums and maximums were reported for all continuous variables. To compare variables, we used X^2 for categorical variables, the student's t-test for independent groups for categorical variables with two categories that met the applicability criteria, assuming equal variance, and the Pearson's correlation for two quantitative variables. A value of $p<0.05$ was considered to be significant. The software used for the analysis was SPSS Statistics v20.

Ethical aspects

This study was approved by the University of Barcelona Bioethics Committee and the Ethics and Clinical Research Committee of the first two hospitals where data were compiled. The other hospitals authorized the study after examining the project and after being notified of the authorization granted by the Bioethics Committees of the University and the two first hospitals. An information session was held in each of the participating hospitals to explain the study aims and to request collaboration. At the end of the talk, a copy of the questionnaire was given to each midwife, along with an informed consent form. The nursing supervisor at each of the hospitals was in charge of keeping the questionnaires until the research team collected them two weeks later.

Results

Of the 465 questionnaires administered at the start of the study, 237 were returned fully completed. The overall response rate was 54.06%. The response rate for different hospitals varied between 100% and 13.33%.

All of the nursing supervisors were women, with an average age of 46.82 years (SD 7.9). Of the midwives, 3.4% were male and 96.6% were female and the average

Table 1 Midwives training in complementary and alternative therapies, 237 midwives

	N (%)	Training hours	Years of experience
		Average/SD	Average/SD
Deep-breathing exercises training	180 (75.9)	30.76/53.72	10.11/9.23
Relaxation techniques training	176 (73.8)	33.29/58.68	10.59/8.99
Continuous support training	132 (55.7)	58.32/85.82	9.97/9.04
Postural therapy training	127 (53.6)	27.56/44.53	7.72/6.69
Application perineum compresses training	123 (51.9)	9.38/24.69	5.4/4.7
Massage training	108 (45.6)	35.59/65.90	7.71/6.71
Guided imagery training	101 (42.6)	21.02/26.81	8.79/8.07
Hydrotherapy training	88 (37.1)	23.24/36.34	5.18/5.27
Homeopathy training	72 (30.4)	16.25/16.94	2.83/1.51
Training in sterile water injections administration	66 (27.8)	5.18/5.5	3/2.21
Music therapy training	65 (27.4)	15.83/21.9	7.38/6.81
Reflex therapy training	60 (25.3)	43.74/61.91	5.47/5.67
Yoga training	41 (17.3)	88.86/158.18	5.57/6.23
Herbal medicine training	41 (17.2)	44.68/76.69	4.91/5.62
Therapeutic touch training	40 (16.9)	25.38/22.37	6.31/7.13
Transcutaneous electrical nerve stimulation (TENS)	38 (16)	5.81/7.21	3.9/2.35
Aromatherapy training	32 (13.5)	15.4/15.23	4.78/4.48
Flower essences training flower essences	29 (12.2)	31.44/24.65	4.49/3.9
Acupressure training	23 (9.7)	57.8/85.61	3.9/2.4
Acupuncture training	19 (8)	110/134.4	5.12/8.14
Hypnosis training	18 (7.6)	18.77/22.96	5.3/6.73
Reiki training	13 (5.5)	41/74.84	8.25/6.18
Ear puncture training	8 (3.4)	91.43/112.46	8/11.4
Orthomolecular medicine training	4 (1.7)	33.5/25.6	2.75/2.36

Midwives are trained in different therapies. The most training therapy is breathing techniques 75.9% and the worst is orthomolecular medicine 1.7%. In bold the 3 therapies more training. *In italics the 3 worse.*

age was 41.21 years (SD 10.28). A total of 75.1% (n = 178) worked full-time and 18.4% (n = 43) part-time. A total of 76.4% (n = 181) had trained in Catalonia, 3.8% (n = 9) in the rest of Spain, 9.3% (n = 22) in South America and 9.3% (n = 22) in the rest of Europe. On average, midwives had worked for 14.64 years in the specialty (SD 12.3); 9.4 years in delivery care at their hospital (SD 8.9); and 6.2 years in care for normal childbirth (SD 7.38). Of the midwives surveyed, 89.87% (n = 213) stated that they had trained in some form of CAT. On average, they had trained in 7.58 of the therapies under study (SD 4.21; minimum 1, maximum 23). If we exclude therapies that already form part of basic midwifery training, the percentage of midwives who trained in CAT after completion of basic training was 30.4% (n = 72), in 5.97 therapies on average (SD 3.56; minimum 1, maximum 18). Midwives were mainly trained in breathing techniques 75.9% (n = 180), relaxation techniques 73.8% (n = 176), continuous support 55.7% (n = 132), postural therapy 53.6% (n = 127) and the application of compresses to the perineum 51.9% (n = 123). Very few midwives were trained in ear acupuncture 3.4% (n = 8) and orthomolecular medicine 1.7% (n = 4) (see Table 2). Midwives trained in CAT considered that the following therapies were quite or very useful for pain relief during labor and delivery: relaxation techniques, hydrotherapy and the application of compresses to the perineum. However, they considered that the following CAT were hardly or not at all useful: acupuncture needles, sterile water injections in the lumbar region, hypnosis and TENS (see Table 2). A total of 39.3% of the midwives worked in a level I hospital (low technical complexity), 28.6% in a level II hospital (average technical complexity) and 32.1% in a level III hospital (high technical complexity). In Catalonia, there were 79,820 deliveries in 2011, of which 44,481 took place at the hospitals under study. The average number of births per hospital was 1594.04 (SD 934.19). A total of 6,075 women requested care for natural childbirth, but only 4,752 of them received such care. The percentages of natural births ranged from 71.51 to 5.68% at the Catalan hospitals under study. The hospital resources for providing care during normal births using CAT varied widely (see Table 3). We studied midwives'

Table 2 Perceived usefulness of Scientific evidence recommended therapies

For pain relief in labour		Nothing or any	Regular	Rather or much	Total
Acupuncture needles applications	N (%)	10 (55.5)	5 (27.7)	8 (44.4)	18 (100)
Perineum compresses		3 (3.6)	17 (20.5)	63 (75.9)	83 (100)
Hydrotherapy		7 (8.8)	5 (6.3)	67 (84.8)	79 (100)
Hypnosis		2 (20)	3 (30)	5 (50)	10 (100)
Water injections		8 (34.7)	5 (21.7)	10 (43.4)	23 (100)
Massage		4 (4.8)	18 (21.4)	62 (73.8)	84 (100)
Relaxation techniques		7 (5)	43 (30.7)	90 (64.2)	140 (100)
Deep-breathing exercises training		6 (3.8)	44 (28)	107 (68.1)	157 (100)
Postural therapy		2 (1.8)	18 (15.9)	92 (82.1)	112 (100)
Transcutaneous electrical nerve stimulation		8 (38)	4 (19)	9 (42.8)	21 (100)

perceptions of the usefulness of CAT for pain relief during labor and birth. No statistically significant differences were found for gender, specialty training school, length of time that the hospital had been accredited as a normal birth center, type of work contract, length of time since training in the specialty, level of care provided by the hospital and years of experience in providing care for normal delivery *versus* the number of CAT in which the midwives had trained, as well as the hours and total years of training in the CAT under study. The total number of CAT in which the midwives were trained correlated negatively with age ($r = -0.284$; $p < 0.001$) and with the years in which midwives had been working at the hospital ($r = -0.136$; $p = 0.036$).

Discussion

The response rate in this study was 54.06%, which is similar to that found in other studies [51]. One explanation for the high non-response rate is that midwives with no CAT training did not complete the questionnaire. This, together with the fact that the questionnaire was only administered in hospitals accredited as centers for normal birth, could explain why midwives in this study had a high percentage (89.87%) of CAT training. This result corroborates the findings of Bjersa (2012), who observed that 80% of nurses had CAT training [52]. The percentage of training is lower in other studies. Forcades (2004) reported that 54% of cases medical students consider that they have sufficient knowledge of alternative

Table 3 Hospital resources of the 28 hospitals studied in reference to natural birth

Classification	Therapies		Resource owned hospitals. N (%)	Number of hospitals that allow women bring home her remedy. N (%)
Biological techniques		Phytotherapy	4 (14.3)	2 (7.14)
		Orthomolecular medicine	0	
Mind-body medicine	Hydrotherapy	Bath	12 (42.9)	
		Hot water bottles	21 (75)	
		Shower	27 (96.4)	
	Music therapy	Radio-cd	22 (78.6)	2 (7.14)
		Perineum compresses	24 (85.7)	
	Postural therapy	Birth bed	27 (96.4)	
		Balls	28 (100)	
Whole medical systems		Homeopathy	3 (10.7)	5 (17.85)
		Acupuncture needles	0	
Manipulative and body-based practices		Water injections	12 (42.9)	
	Massage aromatherapy reflex therapy	Massage oils	8 (28.6)	3 (10.7)
		Essential oils	4 (14.3)	3 (10.7)
	Transcutaneous electrical nerve stimulation	TENS	9 (32.1)	
Energetic therapies		Bach remedies	1 (3.6)	4 (14.28)

medicines [53]. Shorofi (2010) stated that 40% of nurses were not trained in CAT [54]. In Catalonia, the Nurses' Association of Barcelona considers that 25.5% of nurses use alternative therapies [11] and Fernandez (2010) found 58.8% of nurses who care for cancer patients have CAT training [55]. The basic midwifery training program in Spain includes relaxation and breathing techniques, position changes and continuous support for women during labor and birth. These techniques are recommended for all women, whether they want a more natural or more medicalized birth. When we excluded these techniques from the total number of alternative therapies in which midwives in this study were trained, we found that only 30.4% (72) had training in other *more specific* CAT. These data are similar to those found in a study carried out in Germany by Wiebelitz (2009) [56]. Midwives' opinions about the use of CAT differed: Some considered that more solid evidence was required to recommend them, whilst others believed that they were useful and safe during pregnancy [27-57]. Midwives' perceptions of the utility of CAT may be due to the fact that they were unaware of the institutional recommendations on pain relief techniques and had little experience in their application. The results show a negative correlation with age and midwives' years of work at the hospital: midwives who were older and had more years of experience tended to have less CAT training [58]. Indeed, age may influence attitudes towards training [59].

Conclusions

It is important to reach a consensus on the definitions of normal birth, so that we can compare data from different hospitals. The results of this study indicate that some midwives are trained in CAT but cannot apply the therapies, due to a lack of specific equipment or insufficient resources in their hospitals. Consequently, more resources should be made available for the use of CAT in normal birth care, in terms of training, infrastructure and equipment. CAT should be included in the care protocols for labor wards, so that professionals can use them in their daily work. In 1995, the WHO stressed the importance of qualifications for CAT professionals and providers, and the need to incorporate CAT in the training of healthcare professionals, so that they would become qualified to offer these therapies. Current training depends on individual initiative. Therefore, it may be affected by a lack of knowledge of CAT, a lack of initial training, little interest in the subject and insufficient resources. It is important to stress to midwives the importance of CAT training, so that they can provide suitable care for women who want to use these therapies. Therefore, it is essential to increase the courses for midwives so that they can broaden their knowledge of CAT for birth and provide effective care for women. Health authorities must ensure safe interventions and good practices, incorporate CAT into courses for health care professionals and into the health system, and contribute to standardizing the effective and safe use of CAT.

Additional file

Additional file 1: Questionnaire for midwives.

Abbreviations

CAM: Complementary and alternative medicine; CAT: Complementary and alternative therapies (in this study, the concept of CAT includes all non-pharmacological techniques for pain relief during birth); TENS: Transcutaneous electrical nerve stimulation.

Competing interests

None of the authors had competing interests. This study was funded by a grant (PREUA 12/09) from the Research Committee of the UB University School of Nursing.

Authors' contributions

EMS contributed substantially to the conception and design of the study, the collection of data, the compilation of results and the final report. This study is part of EMS's doctoral thesis. AVS helped to validate the questionnaire and assisted in the statistical analysis of data. IGT supervised the design of the study, contacted some of the hospitals to obtain authorization to gather data, sought funding for the study and made considerable intellectual contributions to the revision of the manuscript. All the authors read and approved the final version of the manuscript.

Acknowledgements

We are grateful to all of the participating hospitals, directors of nursing, midwives and nursing supervisors.

Author details

[1]Department of Public Health, Mental Health and Perinatal Nursing, University School of Nursing, University of Barcelona, Barcelona, Spain. [2]Department of Public Health, Faculty of Medicine, University of Barcelona, Barcelona, Spain.

Received: 14 May 2013 Accepted: 30 October 2013
Published: 15 November 2013

References

1. Allison N: *The illustrated encyclopedia of body-mind disciplines.* New York: Rosen Pub Group; 1999.
2. Wieland LS, Manheimer E, Berman B: **Development and classification of an operational definition of complementary and alternative medicine for the Cochrane collaboration.** *Altern Ther Health Med* 2011, 17(2):50–59.
3. Adams J, Sibbritt D, Broom A, Loxton D, Pirotta M, Humphreys J, et al: **A comparison of complementary and alternative medicine users and use across geographical areas: A national survey of 1,427 women.** *BMC Complement Altern Med* 2011, 11:85.
4. Gentz B: **Alternative therapies for the management of pain in labor and delivery.** *Clin Obstet Gynecol* 2001, 44(4):704–732.
5. Orden SAS/1349/2009, de 6 de mayo, por la que se aprueba y publica el programa formativo de la especialidad de Enfermería Obstétrico-Ginecológica (Matrona). http://www.boe.es/buscar/doc.php?id=BOE-A-2009-8881.
6. Adams J, Lui C, Sibbritt D, Broom A, Wardle J, Homer C: **Attitudes and referral practices of maternity care professionals with regard to complementary and alternative medicine: an integrative review.** *J Adv Nurs* 2011, 67(3):472–483.
7. Adams J: **An exploratory study of complementary and alternative medicine in hospital midwifery: Models of care and professional struggle.** *Complement Ther Clin Pract* 2006, 12:40–47.
8. Ministerio de sanidad, política social e igualdad: *Partos normales.*

9. National Center for Complementary and Alternative Medicine (NCCAM): What is CAM? http://nccam.nih.gov/health/whatiscam.
10. Dunne M: Medicina occidental y otras alternativas: ¿es posible su complementariedad? reflexiones conceptuales. Cad Saude Publica 2003, 19(2):635–643.
11. López-Ruiz J, Arqué-Blanco M: Bases per a l'acreditació de la competència dels professionals infermers en teràpies naturals i complementàries. Barcelona: Col·legi Oficial d'Infermeria de Barcelona; 2005.
12. Sibbritt D, Adams J: Developing and promoting public health methods for integrative medicine: Examples from the field in Australia. Zhong Xi Yi Jie He Xue Bao 2011, 9(3):233–236.
13. Llorens M: Terapias alternativas y complementarias: evidencia clínica. SEDENE 2002, 27:32–36.
14. O'Regan P, Wills T: The growth of complementary therapies and their benefits in the perioperative setting. J Perioper Pract 2009, 19(11):386–389.
15. Hirschkorn K, Bourgeault I: Actions speak louder than words: mainstream health providers' definitions and behaviour regarding complementary and alternative medicine. Complement Ther Clin Pract 2007, 13:29–37.
16. Gaylord S, Mann D: Rationales for CAM education in health professions training programs. Acad Med 2007, 82:927–933.
17. Connelly E, Elmer P, Morris C, Zwickey H: The vanguard faculty program: research training for complementary and alternative medicine faculty. J Altern Complement Med 2010, 16(10):1117–1123.
18. Ezzo J, Wright K, Hadhazy V, Bahr-Robertson M, Mc Beckner W, Cavanaugh M, et al: Use of the cochrane electronic library in complementary and alternative medicine courses in medical schools: is the glass lost in cyberspace? J Altern Complement Med 2002, 8(5):683–686.
19. Cotter B, Uraerborn J, Sooc R, Schneeweiss R: What should students learn about complementary and alternative medicine? Acad Med 2007, 82:934–938.
20. Marcus D, McCullough L: An evaluation of the evidence in "Evidence-based" integrative medicine programs. Acad Med 2009, 84(9):1229–1234.
21. Amri H, Haramati A: Basic science to develop an innovative program in complementary and alternative medicine. J Int Assoc Med Sci Educ 2010, 20(2):48–55.
22. Lee M, Benn R, Wimsatt L, Cornman J, Hedgecock J, Gerik S, et al: Integrating complementary and alternative medicine instruction into health professions education: Organizational and instructional strategies. Acad Med 2007, 82:939–945.
23. Pearson N, Chesney M: The CAM education program of the national complementary and alternative medicine: An overview. Acad Med 2007, 82:921–926.
24. Rodríguez M, Roig M, Abreu A, Rodríguez J: Enfermería y el presente de las terapias complementarias. Rev ROL Enferm 2002, 25(4):248–252.
25. Muñoz-Sellés E, Goberna-Tricas J: Oferta formativa en terapias alternativas y complementarias para la asistencia al parto. Matronas Prof 2012, 13(2):50–53.
26. International Confederation of Midwives: Essential competencies for basic midwifery practice. http://www.internationalmidwives.org/what-we-do/education-coredocuments/essential-competencies-basic-midwifery-practice/
27. Ernst E, Watson L: Midwives' use of complementary/alternative treatments. Midwifery 2012, 28(6):772–777.
28. Mureyi D, Monera T, Maponga C: Prevalence and patterns of prenatal use of traditional medicine among women at selected harare clinics: A cross-sectional study. BMC Complement Altern Med 2012, 12:164.
29. Smith C, Levett K, Collins C, Crowther C: Relaxation techniques for pain management in labor. Cochrane Database Syst Rev 2011, CD009514(12). 10.1002/14651858.CD009514.
30. Smith C, Collins C, Crowther C, Levett K: Acupuntura o acupresión para el tratamiento del dolor durante el trabajo de parto. Cochrane Database Syst Rev 2011, CD009232(7). 10.1002/14651858.CD009232.
31. Smith C, Collins C, Cyna A, Crowther C: Tratamientos complementarios y alternativos para el manejo del dolor durante el trabajo de parto (revisión cochrane traducida). In La Biblioteca Cochrane Plus. 4th edition. Oxford; 2008. Update Software Ltd. http://www.bibliotecacochrane.com/BCPGetDocument.asp?SessionID=%20925326&DocumentID=CD003521.
32. Slade S: Labor: Non Pharmacological Pain Relief. In Joanna Briggs Institute. Evidence Summaries. CONNECT+. http://connect.jbiconnectplus.org/Search.aspx.
33. Cluett E, Nikodem V, McCandlish R, Burns E: Inmersión en agua para el embarazo, trabajo de parto y parto. Revisión Cochrane traducida. 2nd edition. Oxford: La biblioteca Cochrane plus; 2008. Update Software Ltd. [http://www.bibliotecacochrane.com/BCPGetDocument.asp?SessionID=%20792985&DocumentID=CD000111 (translated from The Cochrane Library, 2008 Issue 2. Chichester, UK: John Wiley & Sons, Ltd)]
34. Goberna-Tricas J: Dones i procreació. Ètica de les pràctiques sanitàries i la relació assistencial en l'embaràs i el naixement. (PhD thesis). Barcelona: Universitat de Barcelona; 2003. http://hdl.handle.net/10803/1762.
35. Hodnett E, Gates S, Hofmeyr G, Sakala C: Apoyo continuo para las mujeres durante el parto (revisión cochrane traducida). In La Biblioteca Cochrane Plus. 4th edition. Oxford; 2008. Update Software Ltd [http://www.bibliotecacochrane.com/BCPGetDocument.asp?SessionID=%20799998&DocumentID=CD003766. (Translated from The Cochrane Library, 2008 Issue 3. Chichester, UK: John Wiley & Sons, Ltd)]
36. Saiz C, Bagg L, Henshall N, Marchant P, Wallace K: Frío local para el alivio del dolor producido por el trauma perineal prolongado durante el parto (revisión cochrane traducida). In La Biblioteca Cochrane Plus. 4th edition. Oxford; 2008. Update Software. http://www.bibliotecacochrane.com/BCPGetDocument.asp?SessionID=%20799998&DocumentID=CD003524.
37. Dowswell T, Bedwell C, Lavender T, Neilson J: Estimulación nerviosa eléctrica transcutánea (ENET) para el alivio del dolor durante el trabajo de parto (revisión cochrane traducida). In La Biblioteca Cochrane Plus. 3rd edition. Oxford; 2009. Update Software Ltd. http://www.bibliotecacochrane.com/BCPGetDocument.asp?SessionID=%20789598&DocumentID=CD007214.
38. Derry S, Straube S, Moore R, Hancock H, Collins S: Intracutaneous or subcutaneous sterile water injection compared with blinded controls for pain management in labor. Cochrane Database Syst Rev 2012, 18(1):CD009107. doi: 10.1002/14651858.CD009107.pub2.
39. Departament de Salut: Protocol per a l'assistència natural al part normal. Barcelona: Direcció General de Salut Pública. Generalitat de Catalunya; 2007.
40. Observatorio de Salud de la Mujer y del Sistema Nacional de Salud. Dirección General. Agencia de Calidad del Sistema Nacional de Salud: Estrategia de atención al parto normal en el Sistema Nacional de Salud. Madrid: Ministerio de sanidad y consumo; 2008.
41. Ministerio de sanidad, política social e igualdad: Estrategia Nacional de Salud Sexual y Reproductiva. Madrid: Ministerio de Sanidad, política social e igualdad; 2011.
42. FAME: Iniciativa parto normal. Documento de consenso. Barcelona: Federación de Asociaciones de Matronas de España; 2007.
43. Ministerio de Sanidad, política social: Guía de Práctica Clínica sobre la Atención al Parto Normal. Vitoria-Gasteiz: Eusko Jaurlaritzaren Argitalpen Zerbitzu Nagusia. Servicio Central de Publicaciones del Gobierno Vasco; 2010.
44. Agencia de Calidad del Sistema Nacional de Salud. Observatorio de Salud de las mujeres: Plan de Parto y Nacimiento. Estrategia de atención al parto normal. Madrid: Ministerio de Sanidad, Política Social e Igualdad; 2010.
45. Bailey J, Crane P, Nugent C: Childbirth education and birth plans. Obstet Gynecol Clin North Am 2008, 35(3):497–509.
46. Lothian J: Birth plans: The good, the bad, and the future. JOGNN 2006, 35(2):295–303.
47. Dayhew M, Wilkinson J, Simpson M: Complementary and alternative medicine and the search for knowledge by conventional health care practitioners. Contemp Nurse 2009, 33(1):45–49.
48. Departament de Salut: El sistema de salut i la xarxa sanitària pública de Catalunya. Línies estratègiques i evolució 2004-2009. Barcelona: Generalitat de Catalunya; 2009.
49. Hastings-Tolsma M, Terada M: Complementary medicine use by midwives in the U.S. Complement Ther Clin Pract 2009, 15(4):212–219.
50. Quandt SA, Verhoef MJ, Arcury TA, Lewith GT, Steinsbekk A, Kristoffersen AE, et al: Development of an international questionnaire to measure use of complementary and alternative medicine (I-CAM-Q). J Altern Complement Med 2009, 15(4):331–9.
51. Rinchum J: Response rates and responsiveness for surveys, standards, and the journal. Am J Pharm Educ 2008, 15(2):43. 72.
52. Bjerså K, Victorin E, Olsén M: Knowledge about complementary, alternative and integrative medicine (CAM) among registered health care providers in swedish surgical care: A national survey among university hospitals. BMC Complement Altern Med 2012, 12:42.
53. Forcades T: Estudio del impacto de las medicinas alternativas en els estudiants de medicina de Catalunya. (PhD thesis). Barcelona: Universitat de Barcelona; 2004.
54. Shorofi S, Arbon P: Nurses' knowledge, attitudes, and professional use of complementary and alternative medicine (CAM): A survey at five

metropolitan hospitals in adelaide. Complement Ther Clin Pract 2010, 16:229–234.
55. Fernandez A, Salvador T. Formación y aplicación de las terapias complementarias en los cuidados de enfermería al paciente oncológico. Nursing 2010, 28(7):52–58.
56. Webster K, Goode T, Brach J, Beer A. Use of complementary and alternative medicine in obstetrics. Br J Midwifery 2009, 17(3):169–175.
57. Stone J. Using complementary therapies within nursing: Some ethical and legal considerations. Complement Ther Nurs Midwifery 1999, 5:46–50.
58. Fournier C. Formar a los empleados de mayor edad. Un objetivo a estimular. Col Relaciones Laborales 2011, 78:1–4.
59. Samuels N, Zisk-Rony R, Singer SR, et al. Use of and attitudes toward complementary and alternative medicine among nurse-midwives in Israel. Am J Obstet Gynecol 2010, 203:341–347.

doi:10.1186/1472-6882-13-318
Cite this article as: Muñoz-Sellés et al.: Use of alternative and complementary therapies in labor and delivery care: a cross-sectional study of midwives' training in Catalan hospitals accredited as centers for normal birth. BMC Complementary and Alternative Medicine 2013 13:318.

12. APÈNDIX

En aquest apartat es realitza un breu resum de les TCA que s'han utilitzat en el qüestionari.

ACUPUNTURA

És una teràpia mil·lenària tradicional xinesa. Es basa en l'estimulació de diferents punts corporals mitjançant la introducció d'unes d´agulles fines a la pell. La punció té lloc en punts estratègics situats sobre els canals energètics del cos anomenats meridians. Els desequilibris en l'energia vital o (Xi) provoquen desequilibris al cos i amb les agulles es pretén restaurar aquest equilibri. Hi ha diferents tècniques per manipular aquestes agulles, la manipulació manual s'anomena digitopuntura, l'aplicació de calor (moxibustió). Si es localitza en el pavelló auditiu parlem d'auriculopuntura. (88,89)

AROMATERÀPIA

Teràpia que utilitza els olis essencials destil·lats de diverses parts de les plantes, ja poden ser fulles, flors, troncs... L'oli essencial pot diluir-se amb oli base (oli elaborat per la prensió de llavors vegetals) i aplicar-los a sobre la pell, inhalar-nos, o fer-ne banys. (96)

COMPRESES PERINEALS

L'ús de les compreses en el perineu és un mètode de termoteràpia. S'aplica per contacte directe a la zona. Produeix una dilatació dels vasos sanguinis, augmenta l'elasticitat tissular, té un efecte relaxant perquè disminueix el to muscular, presenta un efecte analgèsic, disminueix el percentatge de lesions perineals en el part i redueix la inflamació i l'edema. (86,92,93)

FITOTERÀPIA

La Fitoteràpia és la ciència que estudia la utilització de les plantes medicinals i els seus derivats. En funció de cada espècie, es recol·lecten diferents parts de la planta per aprofitar la totalitat del seu principi actiu (els brots, les fulles, les flors, els fruits, les arrels...), es recullen, s'assequen i emmagatzemen en condicions idònies a fi de ser posteriorment utilitzades. S'administren en forma de maceració, infusió, decocció, en tintura mare, pols, extractes o macerats glicerinats. Depenent de la naturalesa química les substàncies actives (aldehids, esters, terpens...) s'obté un efecte diferent sobre l'organisme (astringents, antiinflamatòries, carminatives, diaforètiques, diürètiques, expectorants, laxants, cardiotòniques, sedants..). [75,107,114]

FLORS DE BACH

És un mètode basat en essències estetes de flors silvestres. Edward Bach cirurgià, patòleg i bacteriòleg en va ser el seu descobridor. Les essències florals com a organismes vius, presenten una vibració, una freqüència. Per ressonància ajuden a corregir el patrons en desequilibri o la disharmonia que la malaltia provoca en l'organisme. Aquesta teràpia floral consisteix en 38 remeis i un remei d'urgència que es van dissenyar com un sistema de curació emocional. Es classifiquen en 7 grups de tractament segons les emocions desequilibrades: pors, incertesa, desinterès, soledat, susceptibilitat, desesperació i patiment pels altres. Els remeis s'administren en dosificacions homeopàtiques. S'administren de manera sublingual directament o barrejades en un got d'aigua o suc. La freqüència d'administració dependrà de la urgència del tractament. També es poden aplicar en compreses o locions, banys d'aigua tèbia o pomades. [27]

HIPNOSI

La hipnosis és un estat mental en el que s'arriba mitjançant un procés d'inducció. El professional, a través d'una sèrie d'instruccions i suggestions acompanya a la persona en un estat de relaxació molt profund amb la finalitat de modificar la percepció, l'estat d'ànim, el comportament, la memòria, disminuir el dolor, abandonar símptomes o hàbits perjudicials per la salut o canviar-ne l'experiència. [88,89]

HIDROTERÀPIA

És la utilització de l'aigua amb finalitats terapèutiques en qualsevol forma, estat o temperatura. Durant el part, la immersió en una banyera d'aigua calenta (aproximadament entre 32-36ºC) ajuda a la relaxació muscular, accelera la fase activa del part i disminueix la percepció del dolor. [90]

HOMEOPATIA

Es un sistema mèdic integral amb un enfocament holístic. Descobert per Samuel Hahnemann. Es basa en la premissa "d'allò similar es cura amb allò similar". S'administren dosis molt petites de les substàncies que pretenen crear els mateixos símptomes que té el pacient, la finalitat és estimular el sistema immunològic de l'organisme i alleujar els símptomes que presenta. Els remeis homeopàtics són naturals, derivats d'herbes i minerals. A través del procés de dinamització es prepara la concentració dels productes. La potència resultant es classifica en base a la ratio del dissolvent entre el solut, i la quantitat de passos diluïts. (107)

INJECCIONS D'AIGUA ESTÈRIL

És una forma d'analgèsia que consisteix en l'administració de petites quantitats d'aigua estèril subcutània (0'1-0'5ml en forma de pàpules). D'aquesta manera s'estimulen els receptors nerviosos de pressió i es bloquegen els estímuls dolorosos. Al cap de pocs segons s'inicia el seu efecte, sent màxim al voltant dels 30-40 minuts i podent durar uns 90 minuts. Després d'aquest temps es pot tornar a repetir la tècnica. A les embarassades en procés de part, es realitzen aquestes pàpules a la zona anomenada rombe de Michaelis (regió lumbo – sacre) per disminuir el dolor lumbar de les contraccions. (89,95)

IOGA

És una teràpia en la que s'utilitzen diverses pràctiques posturals, tècniques i exercicis respiratoris, meditació i relaxació. Té un efecte calmant i afavoreix la distracció de les tensions i dolor. (87)

MASSATGES

La teràpia de massatge engloba moltes tècniques diferents. En general, els professionals manipulen, premsen i freguen els músculs i altres teixits tous del cos mitjançant els dits i les mans. L'objectiu és augment el fluix de sang i d'oxigen de la zona. Durant el procés de part s'utilitza el massatge per a la relaxació muscular, l'alleujament del dolor i reduir l'estrès i l'ansietat. (75,93,100,105-107,110)

MEDICINA ORTOMOLECULAR

Linus Pauling, Premi Novel de química i de la pau, va utilitzar per primer cop el terme "ortomolecular". Buscava l'equilibri de la salut basant-se amb els propis recursos de l'organisme i el saber dels seus ecosistemes bioquímics naturals. Aquesta teràpia proporciona quantitats òptimes de substàncies normals del propi cos (aminoàcids, enzims, hormones, vitamines i/o minerals) que es troben en fase de carència i que han alterat les funcions òptimes de l'organisme. S'administra, per via oral (modificant la dieta o mitjançant suplements) diferents dosis d'un sol nutrient.

MUSICOTERÀPIA

És la utilització de la música i els seus elements musicals (so, ritme, melodia i harmonia) com a finalitat terapèutica, per a desenvolupar potencials i /o restaurar funcions alterades de la persona. Durant el part s'utilitza la música per reduir l'estrès i l'ansietat i incrementar la relaxació. [100]

NEUROESTIMULACIÓ NERVIOSA TRANSCUTÀNIA

L'Estimulació nerviosa transcutània es basa en l'aplicació d'un aparell (TENS) que genera impulsos elèctrics de baix voltatge i que els transmet mitjançant uns elèctrodes a sobre la pell. Els estímuls que provoca l'aparell provoquen un bloqueig de la transmissió de l'estímul dolorós al cervell sobre la zona on s'aplica. [89,94]

REIKI

Mètode basat en la transferència d'energia. El professional fa de canal de transmissió entre l'energia universal (Reiki), i mitjançant les seves mans col·locades adequadament al cos de la persona, transmet aquesta energia per ajudar al pacient a eliminar símptomes i millorar el seu estat de salut. Durant el part s'utilitza el Reiki per reduir l'estrès i l'ansietat i incrementar la relaxació. [75,76,107,114]

RECOLZAMENT CONTINU

S'entén com a recolzament la presència d'una o varies persones que ofereixen suport emocional, aporten confiança i/o recursos amb la finalitat de proporcionar benestar sense utilitzar cap tipus de tractament mèdic.

Durant el procés de part disminueix la necessitat d'administrar mètodes d'alleujament del dolor, ja sigui mitjançant l'administració d'anestèsia o altres mètodes naturals; menys intervencions obstètriques i més satisfacció per part de la dona. [91]

REFLEXORERAPIA PODAL

És una teràpia basada en la estimulació del diversos punts reflexes del cos, situats a les plantes dels peus, mans i orelles, mitjançant una lleugera pressió manual. Aquests punts corresponen als òrgans i estructures corporals. La seva estimulació, que es basa en la tècnica anomenada "raptació", pot disminuir el dolor produint un efecte anestèsic sobre el cos. Durant el part s'utilitza la reflexoteràpia per reduir l'estrès i l'ansietat i incrementar la relaxació, i augmentar les contraccions. [75,76,111]

TACTE TERAPÈUTIC

El tacte terapèutic és una tècnica no invasiva que té com a objectiu reprogramar el camp energètic humà. El terapeuta passa les mans sobre el cos de la persona per detectar desequilibris energètics i utilitzar la pròpia energia del pacient per equilibrar-los. S'utilitza per a promoure la relaxació, reduir l'ansietat i controlar el dolor. [75,111]

TERAPIA CRANEO-SACRAL

La teràpia crani-sacra (TCS) és una teràpia impulsada per el Dr. J. Upledger a principis dels anys 70. És una teràpia manual, molt subtil, no invasiva, que no presenta efectes adversos. Es basa en la col·locació de les mans a l'organisme del pacient per equilibrar les restriccions que pot presentar el sistema crani-sacra (sistema que rodeja i protegeix el cervell i la medul·la espinal), mitjançant una lleugera pressió que no sobrepassa a cinc grams. És aplicable a dones gestants, neonats i nens.

TÈCNIQUES DE RELAXACIÓ

És un mètode, procediment o activitat, que mitjançant un entrenament regular i progressiu, ajuda a reduir la tensió física i/o mental, té un efecte calmant i afavoreix la distracció de les tensions i dolor. Durant el part s'utilitza per reduir l'estrès i l'ansietat i incrementar la relaxació. [87]

TÈCNIQUES DE RESPIRACIÓ

Activitat que consisteix en l'ús de la respiració de manera conscient i controlada per potenciar el funcionament del sistema nerviós parasimpàtic i afavorir així un estat de relaxació i tranquil·litat. Durant el part s'utilitza per afavorir la concentració, per reduir el dolor, l'estrès, l'ansietat i incrementar la relaxació. (105)

FSC
www.fsc.org
MIX
Papier | Fördert gute Waldnutzung
FSC® C083411

Kolibri 360 GmbH
Ferdinand-Jühlke-Straße 7
99095 Erfurt, Deutschland
produktsicherheit@kolibri360.de

Druck:
CPI Druckdienstleistungen GmbH
im Auftrag der
Kolibri 360 GmbH
Ferdinand-Jühlke-Str. 7
99095 Erfurt